"十二五"国家科技支撑计划重点课题
中成药安全合理用药评价和干预技术研究与应用

妇科疾病
安全用药手册

中华中医药学会 组 编

薛晓鸥 主 编

U0344265

科学出版社

北京

内 容 简 介

　　本书是"十二五"国家科技支撑计划重点课题"中成药安全合理用药评价和干预技术研究与应用"的研究成果之一。全书分为两部分，总论部分从中成药的源流、剂型、类别、应用、管理等方面进行系统介绍。各论部分针对妇科常见的 22 种疾病进行中成药安全合理用药指导，以供广大患者及临床医师参考，以便更加合理、安全、有效地使用中成药。

　　本书可供医务人员和广大中医药爱好者参考使用。

图书在版编目 (CIP) 数据

妇科疾病安全用药手册 ／ 薛晓鸥主编：中华中医药学会组编.
—北京：科学出版社，2015.6
"十二五"国家科技支撑计划重点课题
ISBN 978-7-03-045145-3

Ⅰ.①妇… Ⅱ.①薛… ②中… Ⅲ.①妇科病–中成药–用药法–手册
Ⅳ.R271.1-62

中国版本图书馆CIP数据核字(2015) 第143502号

责任编辑：鲍　燕／责任校对：张凤琴
责任印制：肖　兴／封面设计：王　浩

科 学 出 版 社 出版
北京东黄城根北街16号
邮政编码：100717
http://www.sciencep.com

新科印刷有限公司 印刷
科学出版社发行　　各地新华书店经销

*

2015年7月第 一 版　　　开本：B5 (720×1000)
2015年7月第一次印刷　　　印张：8 3/4
字数：176 000
定价：32.00元

(如有印装质量问题，我社负责调换)

"十二五"国家科技支撑计划重点课题
中成药安全合理用药评价和干预技术研究与应用

总编委会

总 主 编

李俊德	曹正逵	谢 钟	洪 净
温长路			

副总主编

王 奕	裴晓华	方建国	刘更生

编 委 （按姓氏笔画排序）

王 奕	王小岗	方建国	刘更生
苏惠萍	李 怡	李邻峰	李国辉
李俊德	张书信	赵 丽	侯 丽
洪 净	徐荣谦	高 颖	曹正逵
曹俊岭	温长路	谢 钟	雷 燕
裴晓华	薛晓鸥	魏 玮	

编委会办公室

郭希勇	郭继华

本书编委会

主　编

薛晓鸥

副 主 编

张玉立　　　　　马秀丽　　　　　谢　伟

编写人员（按姓氏笔画排序）

王　浩　　　　孙　凡　　　　李柳叶　　　　秦　蕾

唐　瑶　　　　鲁周南

总 前 言

中医采用成药治病的历史非常悠久，内容十分丰富。在历代中医古籍记载的数以万计的方剂中，从剂型角度看有大量的成药方。即使是汤方，有许多也可以根据需要加工制作成成药。这些成药方经过长期的应用、积累、演变和发展，形成了丰富多彩的中成药种类。如大家熟知的六味地黄丸、大活络丹、藿香正气水、伤湿止痛膏等。我们现在所说的中成药，是指由国家相关部门批准生产的中药成品药，必须具备明确的药品名称、规格、组成（保密品种除外）、功效、适应证、用法、禁忌、注意事项、生产厂家、生产日期、有效日期、生产批号、批准文号等，产品说明名实相符。

中成药具有组方固定、用途明确、服用便捷、适用面广、性质稳定、易于贮存、携带方便等特点。既可备以应急，也便于长期服用。此外，中成药大都消除了汤剂的不良气味，减少了服药之苦，因而易于被患者接受。必须强调的是，中成药是中医防治疾病的重要方法之一，既要在中医理论指导下加工制作，也要在中医理论指导下正确使用。

本丛书既是"十二五"国家科技支撑计划重点课题"中成药安全合理用药评价和干预技术研究与应用"的研究成果，也为继续深化和促进安全用药知识教育与传播，为提高公众安全合理使用中成药的意识和水平，提供参考帮助。丛书定位于科普化，重点解决哪些是适宜向公众传播的用药知识，以及如何去传播这些知识。既可针对医务人员进行安全合理用药科普相关知识的培训，辅助医务工作者在日常药学服务过程中针对公众开展安全合理用药科普宣传；也能够供有一定知识水平的公众自主学习，提供安全合理用药的知识和实用技能。

本丛书的编写和组织工作，由中华中医药学会继续教育与科学普及部组织具有科普实践经验的药学专家和科普专家，将药学专业知识进行科普化加工编写而成，具有科学性、权威性、可读性和实用性。中华中医药学会继续教育与科学普及部，十分重视中医药行业公益性创新课题的研究与新成果的推广，多年来以"立足于中医，面向大众"为主要指导思想，积极参加科协组织的全国性科普活动，并发挥自身优势，通过举办科普讲座、编写科普书籍、开展健康咨询及义诊等多种形式，让中医走进千家万户，让百姓了解中医，认识中医。相信这部丛书的推出，一定会为中医药行业从业人员知识的丰富、为广大读者健康养生事业的推进、为中医药服务于国计民生的大局做出积极的贡献！

丛书总编委会

2015 年 5 月

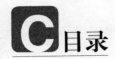目录

附录 中成药药名索引

中成药安全合理用药概述

中成药概说

1. 什么是中成药

中成药是根据中医成方将中药饮片加工制作的成品药，也就是通常所说的丸散膏丹等剂型的药物，如大家熟知的六味地黄丸、大活络丹、藿香正气水、伤湿止痛膏等。一般来说，中成药是与针对某人按照处方煎煮的汤药相对而言的，中成药提前制备而成，随时可用。

我们现在所说的中成药，是指由国家相关部门批准生产的中药成品药，必须具备明确的药品名称、规格、组成（保密品种除外）、功效、适应证、用法、禁忌、注意事项、生产厂家、生产日期、有效日期、生产批号、批准文号等，产品与说明名实相符。

中成药具有组方固定、用途明确、服用便捷、适用面广、性质稳定、易于贮存、携带方便等特点。既可备以应急，也便于长期服用。此外，中成药大都消除了汤剂的不良气味，减少了服药之苦，因而易于被患者接受。

但必须强调的是，中成药是中医防治疾病的重要方法之一，既要在中医理论指导下加工制作，也要在中医理论指导下正确使用。

2. 中成药发展简史

中医采用成药治病的历史非常悠久，内容十分丰富。在历代中医古籍记载的数以万计的方剂中，从剂型角度看有大量的成药方。即使是汤方，有许多也可以根据需要加工制作成成药。这些成药方经过长期的应用、积累、演变和发展，形成了丰富多彩的中成药种类。

中成药的起源现可以追溯到夏商时期，在甲骨文中就有以芳香药物酿制鬯酒的记载，既是最早的酒剂，也可以看作是具有保健作用的中成药。

长沙马王堆汉墓出土的《五十二病方》，记载了先秦时期用于治疗 52 种疾病的 283 个药方，尽管这些方剂还没有名字，但丸、散、饼、曲、酒、油膏、丹、胶等剂型已经具备了。

我国现存最早的医学典籍《黄帝内经》治病以针刺为主，其中还记载了 13 首方剂，其中 9 种为成方制剂，包括丸、丹、膏、酒等，而且已经有了名称。

《神农本草经》是我国现存第一部药学专著，不仅奠定了中药学的理论基础，而且对药物的四气、五味、配伍、剂型、服药时间及方法、药物采制与加工等有了明确的记载。

东汉末年，著名医家张仲景撰写了《伤寒杂病论》，无论在方剂数量还是剂型上都有了很大的发展，被后世称为"方书之祖"。后人将该书整理成为《伤寒论》和《金匮要略》两书，其中《伤寒论》载方 113 首，《金匮要略》载方 262 首，包括 60 多首成药方，如五苓散、乌梅丸、理中丸、肾气丸、麻子仁丸等至今仍在应用。此外，书中还记载了蜜丸剂、浓缩丸剂、散剂、酒剂、阴道栓剂、洗剂、浴剂、熏烟剂、滴耳剂、软膏剂、灌肠剂等多种剂型，不仅丰富了中医治病手段，而且为后世中成药的发展奠定了坚实基础。

东汉魏伯阳的道教著作《周易参同契》，托易象而论炼丹，以求长生不老。其中所言外丹，对推动中药丹剂的应用和发展产生了较大影响。

晋代，葛洪编写的《肘后备急方》载方 101 首，其中成药方占了半数以上，并且首次使用了"成剂药"一词，与我们今天所说的成药含义一致。在成药组方与制作方法上也有了新的发展，如采用羊肝配伍黄连用于治疗眼疾的羊肝丸，疗效较好。此外，还收载了蜡丸、灸剂、熨剂等剂型。葛洪还著有《抱朴子》一书，其中涉及多种丹剂的制作。

唐代，孙思邈在《备急千金要方》和《千金翼方》中分别收载了药方 5300 余首和 2200 余首。其中著名的紫雪丹、定志丸、磁朱丸等沿用至今，且各种剂型俱备。此外，《千金要方》设有"万病丸散"一门，选通治诸病成方 13 首，详言成药辨证应用方法。王焘《外台秘要方》收方 6800 余首，成药方有苏合香丸、五加皮酒等传世。

宋代，文化昌明，印刷术的发明与应用大大促进了方药知识的传播。政府不仅主持编纂《太平圣惠方》《圣济总录》等大型方书，而且还设立熟药所，后更名惠民和剂局，专门从事成药的生产与销售。《太平惠民和剂局方》是根据其配制成药的处方，由陈师文等汇编而成的方书，收载成药 788 种，许多成方沿用至今，如二陈丸、十全大补丸、逍遥散、参苓白术散、藿香正气散、至宝丹、小活络丹等，对后世影响较大。钱乙《小儿药证直诀》根据小儿特点，大量使用成药，著名的六味地黄丸即为钱乙根据金匮肾气丸化裁而成。此外，严用和《济生方》中的归脾丸、许叔微《普济本事方》中的四神丸等均为名著于世的成药方。

金元时期，名医辈出，流派纷呈，诸医家创制了不少各具学术特色的成药方。如刘完素的防风通圣丸、六一散，张从正的木香槟榔丸、禹功散，李杲的补中益气汤（丸）、清暑益气丸、朱砂安神丸，朱丹溪的大补阴丸、左金丸、保和丸、越鞠丸等，均流芳至今。

明代，中药成方制剂进一步发展，记载成方的中医药著作颇多。如《普济方》《本草纲目》等大型方药著作，载录成药方众多，涉及剂型数十种，几乎囊括了古今各种成药种类。此外，王肯堂《证治准绳》中的二至丸、四神丸、五子衍宗丸，陈实功《外科正宗》中的冰硼散、如意黄金散、保安万灵丹，张介宾《景岳全书》中的左归丸、右归丸、人参健脾丸，龚云林《寿世保元》中的乌鸡白凤丸、艾附暖宫丸等成药，均功效显著，堪称精品。

清代，知名的成药见于温病、外科、喉科等。如《温病条辨》中的银翘散、安宫牛黄丸，《外科全生集》中的醒消丸、西黄丸，《医宗金鉴》中的龙胆泻肝丸、一捻金，《重楼玉钥》中的养阴清肺丸等，均有重要影响。此外，吴尚先《理瀹骈文》专言外治，其中所用大多为成药。

新中国成立之后，党和政府高度重视中医药事业的继承和发扬，整理编纂了大量成药处方集，并制定了一系列相应的政策与措施，使得中成药的研制与生产逐步走向规范化、法制化。近几十年来，中成药的发展更加迅猛，在新剂型的开发与应用、中成药安全性研究、中成药作用机制研究与新药研制等方面都取得了举世瞩目的成就。

20世纪90年代以来，我国的中药产业已初具规模，且被列为国家高新技术行业，发展成为我国国民经济的支柱产业之一，在临床和科研方面也都取得了显著成果。

中成药的剂型

中成药传统剂型种类繁多，是我国历代医药学家长期实践的经验总结。近几十年来，随着中成药发展水平及临床应用的不断提高，中成药剂型的基础研究取得了较大进展，研制开发了大量新剂型，进一步扩大了中成药的使用范围。

中成药的剂型不同，作用特点亦不同，使用后产生的疗效、持续的时间、作用的特点亦有所差异。因此，正确选用中成药，首先要了解中成药的常用剂型及其特点。

中成药剂型可分为固体、半固体、液体和气体四大类。

1. 固体制剂

固体剂型是中成药最常用的剂型，这类剂型形态稳定，便于携带，使用方便。

散剂

散剂是将原料药材经粉碎，均匀混合而制成的粉末状制剂。散剂作为传统剂型之一，按给药途径可分为内服散剂和外用散剂。散剂的特点是：分散度大，起效迅速，剂量可随病症调整，尤其适用于婴幼儿、老人；制备简单，对溃疡、外伤等能起到收敛保护的作用；表面积大，一般其嗅味、刺激性、吸湿性及化学活性等表现强烈，挥发性成分易散失；散剂的口感较差，剂量大的也会造成服用困难。

颗粒剂

颗粒剂是将药材提取物与适宜的辅料或饮片细粉制成具有一定粒度的颗粒状制剂。根据辅料不同，可分为无糖颗粒剂型和有糖颗粒剂型。中药颗粒剂剂型始于我国 20 世纪 70 年代，当时称为冲剂。颗粒剂是在汤剂、散剂、糖浆剂、酒剂等前提剂型的基础上发展起来的新剂型。其优点：吸收快，见效迅速；剂量小，口感好，可调色、香、味，尤其适合儿童服用；生产设备简单，易操作；服用、携带、储藏和运输方便。但是相对来说，颗粒剂的成本较高，且具有容易吸潮结块、潮解的缺点。

胶囊剂

胶囊剂是将原料药材用适宜方法加工后，填充于空心胶囊或密封于软质囊材中的制剂。根据胶囊材质不同，可分为硬胶囊、软胶囊（胶丸）和肠溶胶囊等。胶囊剂主要供口服使用，主要特点是：掩盖药物不良气味，提高药物稳定性；药物的生物利用度高，能在胃肠道中迅速分散、溶出和吸收。

丸剂

丸剂是将饮片细粉或提取物加适宜的黏合剂或其他辅料制成的球形或类球形制剂。根据制备方法和辅料的不同，分为蜜丸、水蜜丸、水丸、糊丸、蜡丸、浓缩丸、滴丸等多种类型，主要供内服使用。其中，蜜丸根据大小可分为大蜜丸、小蜜丸。水蜜丸较蜜丸含蜜量少。水丸崩解较蜜丸快，便于吸收。糊丸释药缓慢，适用于含毒性成分或药性剧烈成分的成药方。蜡丸缓释、长效，且可达到肠溶效果，适合毒性和刺激性较大药物的成药方。浓缩丸服用剂量较小。滴丸剂系指药材经适宜的方法提取、纯化、浓缩，并与适宜的基质加热熔融混匀后，滴入不相混溶的冷凝液中，收缩冷凝而制成的球形或类球形制剂。滴丸剂服用方便，可含化或吞服，起效迅速。

片剂

片剂是将药材提取物，或药材提取物加药材细粉，或药材细粉与适宜辅料混匀压制成的圆片状或异形片状的剂型。主要供内服，也有外用或其他特殊用途者。按药材的处理过程可分为全粉末片、半浸膏片、浸膏片、提纯片。片剂具有溶出度及生物利用度较高；剂量准确，药物含量差异较小；质量稳定；服用、携带、运输和贮存较方便等特点。

胶剂

胶剂是以动物的皮、骨、甲、角等为原料，用水煎取胶质，浓缩成稠胶状，经干燥后制成的固体块状内服制剂。胶剂多为传统的补益药，一般烊化兑服。

栓剂

栓剂是将药材提取物或药材细粉与适宜基质混合制成供腔道给药的制剂。栓剂在常温下为固体，纳入人体腔道后，在体温下能迅速软化熔融或溶解于内分泌液，逐渐释放药物而产生作用。既可作为局部用药剂型又可作为全身用药剂型。全身用药时，不经过胃，且无肝脏首过效应，因此生物利用度优于口服，对胃的刺激性和肝的毒副作用小，尤适合不宜或不能口服药物的患者。

丹剂

丹剂是将由汞及某些矿物药，在高温条件下烧炼制成的不同结晶形状的剂型。丹剂大多含汞，因毒性较强，只宜外用。

⊕ 贴膏剂

贴膏剂是将药材提取物、药材细粉等与适宜的基质制成的供皮肤贴敷，可产生局部或全身性作用的一类片状外用制剂。包括橡胶膏剂、凝胶膏剂（即原巴布膏剂）和贴剂等。贴膏剂用法简便，兼有外治和内治的功能。近年来发展起来的凝胶膏剂，是将药材提取物、药材细粉等与适宜的亲水性基质混匀后，涂布于背衬材料上制成的贴膏剂。与传统的中药贴膏剂相比，能快速、持久地透皮释放基质中所包含的有效成分，具有给药剂量较准确、吸收面积小、血药浓度较稳定、使用舒适方便等优点。

⊕ 涂膜剂

涂膜剂是将药材提取物或药材细粉与适宜的成膜材料加工制成的膜状制剂。可用于口腔科、眼科、耳鼻喉科、创伤科、烧伤科、皮肤科及妇科等。作用时间长，且可在创口形成一层保护膜，对创口具有保护作用。一些膜剂，尤其是鼻腔、皮肤用药膜亦可起到全身作用。

2. 半固体剂型

⊕ 煎膏剂

煎膏剂是将药材加水煎煮，取煎煮液浓缩，加炼蜜或糖（或转化糖）制成的稠厚状半流体制剂。适用于慢性病或需要长期连续服药者，传统的膏滋即属于此类剂型。煎膏剂以滋补作用为主，兼具治疗作用。

⊕ 软膏剂

软膏剂是将药材提取物或药材细粉与适宜基质混合制成的半固体外用制剂。常用基质分为油脂性、水溶性和乳剂。

⊕ 凝胶剂

凝胶剂是将药材提取物与适宜的基质制成的，具有凝胶特性的半固体或稠厚液体制剂。按基质不同可分为水溶性凝胶和油性凝胶。适用于皮肤及体腔如鼻腔、阴道和直肠给药。

3. 液体制剂

⊕ 合剂

合剂是将饮片用水或其他溶剂，采用适宜方法提取制成的口服液体制剂。合剂是在汤剂基础上改进的一种剂型，合剂比汤剂浓度高，服用剂量小，易吸收，且能较长时间贮存。

✚ 口服液

口服液是在合剂的基础上，加入矫味剂，按单剂量灌装、灭菌制成的液体制剂。口感较好，易于接受，近年来无糖型口服液逐渐增多。

✚ 酒剂

酒剂是将中药饮片或粗粒用蒸馏酒提取制成的澄清液体制剂。酒剂较易吸收，小儿、孕妇及对酒精过敏者不宜服用。

✚ 酊剂

酊剂是将原料药物用规定浓度的乙醇提取或溶解而制成的澄清液体制剂。有效成分含量高，使用剂量小，易于保存。小儿、孕妇及对酒精过敏者不宜服用。

✚ 糖浆剂

糖浆剂是含药材、药材提取物或芳香物质的浓蔗糖水溶液。因含有糖或芳香性矫味剂，可掩盖药物的苦味或其他不良气味，较适宜儿童使用，但糖尿病患者慎用。

✚ 注射剂

注射剂是将药材经提取、纯化后制成的供注入体内的溶液、乳状液及供临用前配制成溶液的粉末或浓溶液的无菌制剂。药效作用迅速，适用于不宜口服给药的药物，不宜口服的病人；可使药物发挥定位定向的局部作用，便于昏迷、急症、重症、不能吞咽或消化系统障碍患者使用。

4. 气体剂型

气体剂型主要为气雾剂。气雾剂是将药材提取物、药材细粉与适宜的抛射剂共同封装在具有特殊阀门装置的耐压容器中，使用时借助抛射剂的压力将内容物喷出呈雾状、泡沫状或其他形态的制剂。其中以泡沫形态喷出的可称泡沫剂。不含抛射剂，借助手动泵的压力或其他方法将内容物以雾状等形态喷出的制剂为喷雾剂。气雾剂可直达吸收或作用部位，具有速效和定位作用；药物不易被微生物污染，使用方便，剂量准确，同时避免了胃肠道给药的副作用。可用于呼吸道吸入、皮肤、黏膜或腔道给药。

以上各类剂型，有时也将西药与中药联合组方。由于含西药成分的中成药并不普遍，且西药成分易被忽略，在应用时当加以注意。

中成药的类别

中成药的种类很多，根据不同的需求，有功效、病症、方名、剂型等不同分类方法。从应用的角度讲，最便于把握的是按功效分类。根据功效，中成药可分为以下20类。

1. 解表剂

解表剂以麻黄、桂枝、荆芥、防风、桑叶、菊花、柴胡、薄荷、豆豉等药物为主组成，具有发汗、解肌、透疹等作用，主要用以治疗表证。解表剂分为辛温解表、辛凉解表和扶正解表三类。临床以恶寒发热、舌苔薄白或黄、脉浮等为辨证要点。适用于普通感冒、流行性感冒、上呼吸道感染、扁桃体炎、咽炎等病症。

✚ 辛温解表剂

适用于外感风寒表证。症见恶寒发热、头项强痛、肢体酸痛、口不渴、无汗或汗出而仍发热恶风寒、舌苔薄白、脉浮紧或浮缓等。常用药如感冒清热颗粒、九味羌活丸、小儿感冒退热糖浆、川芎茶调散（丸）等。

✚ 辛凉解表剂

适用于外感风热表证。症见发热、微恶风寒、头痛、口渴、咽痛，或咳嗽、舌尖红、苔薄白或兼微黄、脉浮数等。常用药如银翘解毒丸（颗粒、胶囊、片）、桑菊感冒片（颗粒）、感冒清热胶囊等。

✚ 扶正解表剂

适用于正气虚弱复感外邪而致的表证。症见反复感冒、低热汗出、倦怠、舌质淡有齿痕、苔薄、脉弱等。常用药如玉屏风颗粒（口服液）、参苏丸（胶囊）等。

注意事项：①服用解表剂后宜避风寒，或增衣被，或辅之以粥，以助汗出；②解表取汗，达到全身持续微汗为最佳。若汗出不彻底，则会导致病邪不能完全散出；若汗出的太多，则会导致伤耗气津；③若病痊愈，即可停止服用；④服用解表剂时忌食用生冷、油腻之品，要多喝水，注意休息；⑤对于麻疹已透、疮疡已溃或虚证水肿的患者，不宜使用解表剂。

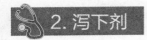 ## 2. 泻下剂

泻下剂以大黄、芒硝、火麻仁、牵牛子、甘遂等药物为主组成，具有通导大便、排除积滞、荡涤实热或攻逐水饮、寒积等作用，主要用以治疗里实证。泻下剂分为寒下、温下、润下、逐水及攻补兼施五类。临床以大便秘结不通、少尿、无尿、胸水、腹水等为辨证要点。适用于便秘、肠梗阻、急性胰腺炎、急性胆囊炎、幽门梗阻、胸腔积液、腹水等见上述症状者。

✚ 寒下剂

适用于里热与积滞互结之实证。症见大便秘结、腹部有满或胀或痛的感觉，或者有潮热、苔黄、脉实等。常用药如青宁片（丸）、当归龙荟丸、大黄通便颗粒等。

✚ 温下剂

适用于因寒成结之里实证。症见大便秘结、脘腹胀满、腹痛喜温、手足较凉、脉沉紧等。常用药如苁蓉通便口服液、芪蓉润肠口服液等。

✚ 润下剂

适用于肠燥津亏、大便秘结证。症见大便干结、小便短赤、舌苔黄燥、脉滑实等。常用药如麻仁润肠丸（软胶囊）、便通片、麻仁滋脾丸等。

✚ 逐水剂

适用于水饮壅盛于里之实证。症见胸胁引痛或水肿腹胀、二便不利、脉实有力等。常用药如舟车丸。

✚ 攻补兼施剂

适用于里实正虚而大便秘结证。症见脘腹胀满、大便秘结并且兼有气血阴津不足表现。常用药如便通胶囊（片）。

注意事项：①泻下剂大都作用峻猛，易于耗损胃气，切勿过量使用；②老年身体虚弱，新产气血亏虚，病后津液损伤等，应攻补兼施，虚实兼顾。

3. 和解剂

和解剂以柴胡、黄芩、青蒿、白芍、半夏等药物为主组成，具有和解少阳、调和肝脾、调和肠胃等作用，主要用以治疗伤寒邪在少阳、胃肠不和、肝脾不和等证。和解剂分为和解少阳、调和肝脾、调和肠胃三类。临床以寒热往来、胸胁满闷、呕

吐下利等为辨证要点。适用于疟疾、感冒、各类肝炎、胆囊炎、慢性肠炎、慢性胃炎、胃肠功能紊乱等见上述症状者。

🔘 和解少阳剂

适用于邪在少阳证。症见往来寒热、胸胁苦满、心烦喜呕、不欲饮食，以及口苦、咽干、目眩等。常用药如小柴胡颗粒（片）、大柴胡颗粒等。

🔘 调和肝脾剂

适用于肝脾不和证。症见脘腹胸胁胀痛、神疲食少、月经不调、腹痛泄泻、手足不温等。常用药如加味逍遥丸、四逆散、逍遥丸等。

🔘 调和肠胃剂

适用于肠胃不和证。症见心下痞满、恶心呕吐、脘腹胀痛、肠鸣下利等。常用药如半夏泻心汤、荆花胃康胶囊等。

注意事项： ①和解剂以祛邪作用为主，纯虚患者不宜用；②临证使用要辨清表里、上下、气血以及寒热虚实的多少选用中成药，要遵从医嘱，忌私自用药。

🩺 4. 清热剂

清热剂以金银花、连翘、板蓝根、大青叶、黄芩、黄连、黄柏、栀子、丹皮、桑白皮、紫草等药物为主组成，具有清热泻火、凉血解毒及滋阴透热等作用，主要用以治疗里热证。清热剂分为清热泻火、清营凉血、清热解毒、清脏腑热、清虚热、气血两清等六类。临床以发热、舌红苔黄、脉数等为辨证要点。适用于各种感染性与非感染炎症性疾病如流感、流行性乙型脑炎、流行性脑脊髓膜炎、牙龈炎、急性扁桃体炎、流行性腮腺炎、各类肺炎、肝炎、胃肠炎、败血症、流行性出血热等见上述症状者。

🔘 清热泻火剂

适用于热在气分、热盛津伤证。症见身热不恶寒、反恶热、大汗、口渴饮冷、舌红苔黄、脉数有力等。常用药如三黄片、黄连上清丸（颗粒、片、胶囊）、牛黄清胃丸等。

🔘 清营凉血剂

适用于邪热传营，或热入血分证。症见身热夜甚、神烦少寐、时有谵语，或斑疹隐隐、发斑、出血、昏狂、舌绛、脉数等。常用药如石龙清血颗粒、五福化毒丸、新雪丸（颗粒、胶囊、片）。

⊕ 清热解毒剂

适用于火热毒邪引起的各类病证。症见口舌生疮、咽喉肿痛、便秘溲赤或大热渴饮、谵语神昏、吐衄发斑、舌绛唇焦；或头面肿痛、痈疡疔疮、舌苔黄燥及外科的热毒痈疡等。常用药如西黄丸（胶囊）、双黄连合剂（颗粒、胶囊、片）、银黄颗粒（片）、板蓝根颗粒、牛黄解毒片、连翘败毒丸（膏、片）、如意金黄散等。

⊕ 清脏腑热剂

适用于火热邪毒引起的脏腑火热证。心经热盛症见心烦、口舌生疮或小便涩痛、舌红脉数；肝胆火旺症见头痛、目赤、胁痛、口苦、舌红苔黄、脉弦数有力；肺热症见咳嗽气喘、发热、舌红苔黄、脉细数；热蕴脾胃症见牙龈肿痛、溃烂、口臭、便秘、舌红苔黄、脉滑数；湿热蕴结肠腑可见腹痛腹泻、脓血便、里急后重、舌苔黄腻、脉弦数。常用药如牛黄清心丸、龙胆泻肝丸、护肝片（颗粒、胶囊）、茵栀黄颗粒（口服液）等。

⊕ 清虚热剂

适用于阴虚内热证。症见夜热早凉、舌红少苔，或骨蒸潮热，或久热不退之虚热证。常用药如知柏地黄丸。

⊕ 气血两清剂

适用于疫毒或热毒所致的气血两燔证。症见大热烦渴、吐衄、发斑、神昏谵语等。常用药如清瘟解毒丸（片）。

注意事项：①中病即止，不宜久服；②注意辨别热证的部位；③辨别热证真假、虚实；④对于平素阳气不足，脾胃虚弱者，可配伍醒脾和胃之品；⑤如服药呕吐者，可采用凉药热服法。

5. 祛暑剂

祛暑剂以藿香、佩兰、香薷、鲜银花、鲜扁豆花、鲜荷叶、西瓜翠衣等药物为主组成，具有祛除暑邪的作用，主要用以治疗暑病。祛暑剂分为祛暑清热、祛暑解表、祛暑利湿和清暑益气四类。临床以身热、面赤、心烦、小便短赤、舌红脉数或洪大为辨证要点。适用于胃肠型感冒、急性胃肠炎、小儿腹泻等见上述症状者。

⊕ 祛暑清热剂

适用于夏月感受暑热证。症见身热心烦、汗多口渴等。常用药如甘露消毒丸。

⊕ 祛暑解表剂

适用于暑气内伏,兼外感风寒证。症见恶寒发热、无汗头痛、心烦口渴等。常用药如藿香正气水(丸、胶囊)、保济丸等。

⊕ 祛暑利湿剂

适用于感冒挟湿证。症见身热烦渴、胸脘痞闷、小便不利等。常用药如十滴水。

⊕ 清暑益气剂

适用于暑热伤气,津液受灼证。症见身热烦渴、倦怠少气、汗多脉虚等。常用药如清暑益气丸。

注意事项: ①暑多挟湿,祛暑剂中多配伍祛湿之品,但不能过于温燥,以免伤耗气津;②忌生冷、油腻饮食。

6. 温里剂

温里剂以制附子、干姜、肉桂、吴茱萸、小茴香、高良姜等药物为主组成,具有温里助阳、散寒通脉等作用,主要用以治疗里寒证。温里剂分为温中祛寒、回阳救逆、温经散寒三类。临床以畏寒肢凉、喜温蜷卧、面色苍白、口淡不渴、小便清长、脉沉迟或缓为辨证要点。适用于慢性胃炎、胃及十二指肠溃疡、胃肠痉挛、末梢循环障碍、血栓闭塞性脉管炎、风湿性关节炎等见上述症状者。

⊕ 温中祛寒剂

适用于中焦虚寒证。症见脘腹疼痛、呕恶下利、不思饮食、肢体倦怠、手足不温、口淡不渴、舌苔白滑、脉沉细或沉迟等。常用药如附子理中丸(片)、黄芪建中丸。

⊕ 回阳救逆剂

适用于阳气衰微,阴寒内盛,甚至阴盛格阳或戴阳的危重病证。症见四肢厥逆、恶寒蜷卧、呕吐腹痛、下利清谷、精神委靡、脉沉细或沉微等。常用药如参附注射液。

⊕ 温经散寒剂

适用于寒凝经脉证。症见手足厥寒,或肢体疼痛,或发阴疽等。常用药如小金丸、代温灸膏。

注意事项: ①凡实热证、素体阴虚内热、失血伤阴者不宜用;②孕妇及气候炎热时慎用。

7. 表里双解剂

表里双解剂以解表药与治里药为主组成，具有表里双解作用，主要用以治疗表里同病。表里双解剂分为解表攻里、解表清里、解表温里三类。临床以表寒里热、表热里寒、表实里虚、表虚里实以及表里俱寒、表里俱热、表里俱虚、表里俱实等表现为辨证要点。适用于急性胰腺炎、急性胆囊炎、胆石症、胃及十二指肠溃疡、肥胖症、习惯性便秘、痔疮、痢疾、胃肠型感冒、急性肾炎等有表里同病表现者。

➕ 解表攻里剂

适用于外有表邪，里有实积者。既有表寒或表热的症状，又有里实表现。常用药如防风通圣丸（颗粒）。

➕ 解表清里剂

适用于表证未解，里热已炽者。既有表寒或表热的症状，又见里热表现。常用药如葛根芩连丸。

➕ 解表温里剂

适用于外有表证，里有寒象者。临床兼见表寒与里寒的症状。常用药如小青龙胶囊（合剂、颗粒、糖浆）、五积散。

注意事项： ① 必须具备既有表证，又有里证者，方可应用；② 辨别表证与里证的寒、热、虚、实，然后针对病情选择适当的方剂；③ 分清表证与里证的轻重主次。

8. 补益剂

补益剂以人参、黄芪、黄精、玉竹、当归、熟地、女贞子、鹿茸、肉苁蓉等药物为主组成，具有补养人体气、血、阴、阳等作用，主要用以治疗各种虚证。补益剂分为补气、补血、气血双补、补阴、补阳、阴阳双补六类，临床以气、血、阴、阳虚损不足的诸症表现为辨证要点。适用于慢性心力衰竭、贫血、衰老、退行性病变、内分泌与代谢性疾病出现气血阴阳虚损表现者。

➕ 补气剂

适用于脾肺气虚证。症见肢体倦怠乏力、少气懒言、语声低微、动则气促、面色萎黄、食少便溏、舌淡苔白、脉弱或虚大，甚或虚热自汗，或脱肛、子宫脱垂等。

常用药如参苓白术散（丸、颗粒）、补中益气丸（颗粒）。

🔳 补血剂

适用于血虚证。症见面色无华、头晕、眼花、心悸失眠、唇甲色淡、妇女经水愆期、量少色淡、脉细数或细涩、舌质淡红、苔滑少津等。常用药如归脾丸（合剂）、当归补血丸。

🔳 气血双补剂

适用于气血两虚证。症见面色无华、头晕目眩、心悸气短、肢体倦怠、舌质淡、苔薄白、脉虚细等。常用药如八珍益母丸（胶囊）、乌鸡白凤丸（胶囊、片）、人参养荣丸。

🔳 补阴剂

适用于阴虚证。症见肢体羸瘦、头晕耳鸣、潮热颧红、五心烦热、口燥咽干、虚烦不眠、大便干燥、小便短黄，甚则骨蒸盗汗、呛咳无痰、梦遗滑精、腰酸背痛、脉沉细数、舌红少苔、少津等。常用药如六味地黄丸、杞菊地黄丸（胶囊、片）、生脉饮（颗粒、胶囊、注射液）、百合固金丸。

🔳 补阳剂

适用于阳虚证。症见腰膝酸痛、四肢不温、酸软无力、少腹拘急冷痛、小便不利，或小便频数、阳痿早泄、肢体羸瘦、消渴、脉沉细或尺脉沉伏等。常用药如金匮肾气丸（片）、四神丸（片）。

🔳 阴阳双补

适用于阴阳两虚证。症见头晕目眩、腰膝酸软、阳痿遗精、畏寒肢冷、午后潮热等。常用药如补肾益脑片。

注意事项： ①辨治虚证，应辨别真假；②体质强壮者不宜补，邪气盛者慎用；③脾胃素虚宜先调理脾胃，或在补益方中佐以健脾和胃、理气消导的中成药；④服药时间以空腹或饭前为佳。

9. 安神剂

安神剂以磁石、龙齿、珍珠母、远志、酸枣仁、柏子仁等药物为主组成，具有安定神志作用，主要用以治疗各种神志不安病证。安神剂分为重镇安神和滋养安神两类。临床以失眠、心悸、烦躁、惊狂等为辨证要点。适用于失眠、神经官能症、甲状腺机能亢进症、高血压、心律失常等出现上述症状者。

✚ 重镇安神剂

适用于心阳偏亢证。症见烦乱、失眠、惊悸、怔忡等。常用药如磁朱丸、朱砂安神丸。

✚ 滋养安神剂

适用于阴血不足，心神失养证。症见虚烦少寐、心悸盗汗、梦遗健忘、舌红苔少等。常用药如天王补心丸（片）、养血安神丸、柏子养心丸（片）。

注意事项： ①重镇安神类多由金石类药物组成，不宜久服，以免有碍脾胃运化；②素体脾胃不健，服用安神剂时可配合补脾和胃的中成药。

10. 开窍剂

开窍剂以麝香、冰片、石菖蒲等芳香药物为主组成，具有开窍醒神等作用，主要用以治疗神昏窍闭（神志障碍）、心痛彻背诸证。开窍剂分为凉开（清热开窍）和温开（芳香开窍）两类。临床以神志障碍、情志异常为辨证要点。适用于急性脑血管病、流行性乙型脑炎、流行性脑脊髓膜炎、尿毒症、肝昏迷、癫痫、冠心病心绞痛、心肌梗死等见上述症状者。

✚ 凉开（清热开窍）剂

适用于温邪热毒内陷心包的热闭证。症见高热、神昏谵语、甚或痉厥等。常用药如安宫牛黄丸、清开灵注射液（胶囊、片、颗粒）、安脑丸、局方至宝丸。

✚ 温开（芳香开窍）剂

适用于中风、中寒、痰厥等属于寒闭证。症见突然昏倒、牙关紧闭、神昏不语、苔白脉迟等。常用药如苏合香丸、十香返生丸。

注意事项： ①神昏有闭与脱之分，闭证可用本类药物治疗，脱证不宜使用；②应与祛邪药同用；③孕妇慎用或忌用；④久服易伤元气，故临床多用于急救，中病即止。

11. 固涩剂

固涩剂以麻黄根、浮小麦、五味子、五倍子、肉豆蔻、桑螵蛸、金樱子、煅龙骨、煅牡蛎等药物为主组成，具有收敛固涩作用，主要用以治疗气、血、精、津耗散滑脱之证。固涩剂分为固表止汗、敛肺止咳、涩肠固脱、涩精止遗、固崩止带五类。

临床以自汗、盗汗、久咳、久泻、遗精、滑泄、小便失禁、崩漏、带下等为辨证要点。适用于肺结核病、自主神经功能失调、小儿遗尿、神经性尿频、神经衰弱、功能性子宫出血、产后出血过多、慢性咳嗽等见上述症状者。

✚ 固表止汗剂

适用于体虚卫外不固，阴液不能内守证。症见自汗、盗汗。常用药如玉屏风颗粒。

✚ 敛肺止咳剂

适用于久咳肺虚，气阴耗伤证。症见咳嗽、气喘、自汗、脉虚数等。常用药如固本咳喘片。

✚ 涩肠固脱剂

适用于泻痢日久不止，脾肾虚寒，以致大便滑脱不禁证。症见久泻久痢或五更泄泻、完谷不化、形寒肢冷、腰膝冷痛等。常用药如固肠止泻丸。

✚ 涩精止遗剂

适用于肾气不足，膀胱失约证或肾虚封藏失职，精关不固证。症见遗精滑泄或尿频遗精等。常用药如缩泉丸（胶囊）、金锁固精丸。

✚ 固崩止带剂

适用于妇女崩中漏下，或带下日久不止等证。症见月经过多、漏下不止或带下量多不止等。常用药如千金止带丸。

注意事项： 固涩剂为正虚无邪者设，故凡外邪未去，不宜使用。误用固涩剂，可致"闭门留寇"之弊。

12. 理气剂

理气剂以枳实、陈皮、厚朴、沉香、乌药等药物为主组成，具有行气或降气作用，主要用以治疗气滞或气逆病证。理气剂分为行气剂和降气剂。临床以脘腹胀痛、嗳气吞酸、恶心呕吐、大便不畅、胸胁胀痛、游走不定、情绪抑郁、月经不调或喘咳为辨证要点。适用于抑郁症、更年期综合征、肠胃功能紊乱、慢性肝炎、慢性结肠炎、慢性胃炎、慢性胆囊炎等见上述症状者。

✚ 行气剂

适用于气机郁滞证。行气剂可分为理气疏肝、疏肝散结、理气和中、理气止痛等。气滞证可见脘腹胀满、嗳气吞酸、呕恶食少、大便失常或胸胁胀痛，或疝气痛，或月经不调，或痛经。常用药如丹栀逍遥丸、逍遥丸（颗粒）、胃苏颗粒、元胡止痛片（颗粒、胶囊、滴丸）、三九胃泰颗粒、气滞胃痛颗粒（片）、妇科十味片。

✚ 降气剂

适用于气机上逆之证。症见咳喘、呕吐、嗳气、呃逆等。常用药如苏子降气丸。

注意事项：①理气药物大多辛温香燥，易于耗气伤津，助热生火，当中病即止，慎勿过剂；②年老体弱、阴虚火旺、孕妇或素有崩漏吐衄者应慎用。

13. 理血剂

理血剂以桃仁、红花、川芎、赤芍、三棱、莪术、乳香、没药、三七、水蛭、虻虫、苏木、大小蓟、花蕊石、血余炭、藕节等药物为主组成，具有活血祛瘀或止血作用，主要用以治疗各类瘀血或出血病证。理血剂分为活血祛瘀与止血两类。临床以刺痛有定处、舌紫暗、瘀斑瘀点、痛经、闭经、病理性肿块，及各种出血病症（吐血、衄血、咳血、尿血、便血、崩漏及外伤）为辨证要点。适用于各类骨折、软组织损伤、疼痛、缺血性疾病（冠心病、缺血性脑血管病）、血管性疾病、血液病、风湿病、肿瘤等有瘀血表现及各类出血性疾病如外伤出血、月经过多、血小板减少性紫癜等见上述表现者。

✚ 活血剂

活血剂又可分为活血化瘀、益气活血、温经活血、养血活血、凉血散瘀、化瘀消癥、散瘀止血、接筋续骨等。适用于各种蓄血及瘀血阻滞跌打损伤病证。症见刺痛有定处、舌紫暗、舌上有青紫斑或紫点、腹中或其他部位有肿块、疼痛拒按、按之坚硬、固定不移等。常用药如丹参注射液、麝香保心丸、复方丹参片（胶囊、颗粒、滴丸）、血府逐瘀丸（胶囊）、冠心苏合丸（胶囊、软胶囊）、速效救心丸、地奥心血康胶囊、通心络胶囊、益母草膏（颗粒、片、胶囊）、接骨七厘散、伤科接骨片、云南白药（胶囊、膏、酊、气雾剂）、活血止痛散（胶囊）、舒筋活血丸（片）、颈舒颗粒、狗皮膏。

✚ 止血剂

适用于血溢脉外的出血证。症见吐血、衄血、咳血、便血、尿血、崩漏等。常用药如槐角丸、三七胶囊（片）。

注意事项：①妇女经期、月经过多及孕妇均当慎用或禁用活血祛瘀剂；②逐瘀过猛或久用逐瘀，均易耗血伤正，只能暂用，不能久服，中病即止。

14. 治风剂

治风剂以川芎、防风、羌活、荆芥、白芷及羚羊角、钩藤、石决明、天麻、鳖甲、龟板、牡蛎等药物为主组成，具有疏散外风或平熄内风等作用，主要用于治疗风病。治风剂分为疏散外风和平熄内风两类。临床以头痛、口眼㖞斜、肢体痉挛、眩晕头痛、猝然昏倒、半身不遂或高热、抽搐、痉厥等为辨证要点。适用于偏头痛、面神经麻痹、破伤风、急性脑血管病、高血压脑病、妊娠高血压、癫痫发作、震颤麻痹、小儿高热惊厥、流行性乙型脑炎、流行性脑脊髓膜炎等见上述症状者。

✚ 疏散外风剂

适用于外风所致病证。症见头痛、恶风、肌肤瘙痒、肢体麻木、筋骨挛痛、关节屈伸不利，或口眼㖞斜，甚则角弓反张等。常用药如川芎茶调丸（散、颗粒、片）、疏风活络丸。

✚ 平熄内风剂

适用于内风证。症见眩晕、震颤、四肢抽搐、语言謇涩、足废不用、甚或猝然昏倒、不省人事、口角歪斜、半身不遂等。常用药如天麻钩藤颗粒、松龄血脉康胶囊、华佗再造丸。

注意事项： ①应注意区别内风与外风；②疏散外风剂多辛香走窜，易伤阴液，助阳热，故阴津不足或阴虚阳亢者应慎用。

15. 治燥剂

治燥剂以桑叶、杏仁、沙参、麦冬、生地、熟地、玄参等药物为主组成，具有轻宣外燥或滋阴润燥等作用，主要用于治疗燥证。治燥剂分为轻宣外燥剂与滋阴润燥剂。临床以干咳少痰、口渴、鼻燥、消渴、便秘、舌红为辨证要点。适用于临床可用于治疗上呼吸道感染、慢性支气管炎、肺气肿、百日咳、肺炎、支气管扩张、肺癌、习惯性便秘、糖尿病、干燥综合征、肺结核、慢性萎缩性胃炎等见上述症状者。

✚ 轻宣外燥剂

适用于外感凉燥或温燥证。凉燥证症见头痛恶寒、咳嗽痰稀、鼻塞咽干、舌苔薄白；温燥证症见头痛身热、干咳少痰、或气逆而喘、口渴鼻燥、舌边尖红、苔薄白而燥。常用药如杏苏止咳糖浆（颗粒）。

⊕ 滋阴润燥剂

适用于脏腑津伤液耗的内燥证。燥在上者，症见干咳、少痰、咽燥、咯血；燥在中者，症见肌肉消瘦、干呕食少；燥在下者，症见消渴或津枯便秘等。常用药如养阴清肺口服液（膏、丸、糖浆）、蜜炼川贝枇杷膏。

注意事项： ①首先应分清外燥和内燥，外燥又须分清温燥与凉燥；②甘凉滋润药物易助湿滞气，脾虚便溏或素体湿盛者忌用。

16. 祛湿剂

祛湿剂以羌活、独活、秦艽、防风、防己、桑枝及茯苓、泽泻、猪苓等药物为主组成，具有化湿利水、通淋泄浊作用，主要用于治疗水湿病证。祛湿剂分为化湿和胃、清热祛湿、利水渗湿、温化水湿、祛湿化浊、祛风胜湿剂六类。临床以肢体麻木、关节疼痛、关节肿胀、腰膝疼痛、屈伸不利及小便不利、无尿、水肿、腹泻等为辨证要点。适用于各类风湿病、各类骨关节炎、骨质增生及急性肾炎、慢性肾炎、肝硬化腹水、泌尿系感染、前列腺炎、前列腺增生、产后小便困难等见上述症状者。

⊕ 化湿和胃剂

化湿和胃剂又称燥湿和中。适用于湿浊内阻，脾胃失和证。症见脘腹痞满、嗳气吞酸、呕吐泄泻、食少体倦等。常用药如香砂平胃散（颗粒、丸）、枳术丸。

⊕ 清热祛湿剂

适用于湿热外感，或湿热内盛，以及湿热下注证。症见身目发黄、小便短赤，或霍乱吐泻、下利脓血便或大便臭秽、小便混浊，或关节红肿酸痛等。常用药如消炎利胆片（颗粒、胶囊）、妇科千金片、八正颗粒。

⊕ 利水渗湿剂

适用于水湿壅盛证。症见小便不利、水肿、腹水、泄泻等。常用药如五苓散（胶囊、片）。

⊕ 温化水湿剂

适用于阳虚不能化水和湿从寒化证。症见痰饮、水肿、小便不利、泻痢不止、形寒肢冷等。常用药如萆薢分清丸、肾炎康复片。

✚ 祛湿化浊剂

适用于湿浊不化所致的白浊、妇女带下等证。症见小便混浊、淋漓涩痛，或带下色白、质稠、状如凝乳或豆腐渣状，气味酸臭、舌苔厚腻、脉滑等。常用药如血脂康胶囊、白带丸。

✚ 祛风胜湿剂

适用于风湿痹阻经络证。症见肢体、肌肉、关节疼痛、酸楚、麻木、沉重以及关节肿大、变形、屈伸不利等。常用药如独活寄生丸。

注意事项： 祛湿剂多由芳香温燥或甘淡渗利之药组成，多辛燥，易于耗伤阴津，对素体阴虚津亏，病后体弱，以及孕妇等均应慎用。

17. 祛痰剂

祛痰剂以半夏、贝母、南星、瓜蒌、竹茹、前胡、桔梗、海藻、昆布等药物为主组成，具有消除痰涎作用，主要用以治疗各种痰病。祛痰剂分为燥湿化痰、清热化痰、润燥化痰、温化寒痰和化痰熄风等五类。临床以咳嗽、喘促、头疼、眩晕、呕吐等为辨证要点。适用于慢性支气管炎、肺气肿、支气管哮喘、神经性呕吐、神经官能症、消化性溃疡、更年期综合征、癫痫、中风、冠心病、肺炎、高血压病、眩晕等见上述症状者。

✚ 燥湿化痰剂

适用于湿痰证。症见咳吐大量稠痰、痰滑易咳、胸脘痞闷、恶心呕吐、眩晕、肢体困重、食少口腻、舌苔白腻或白滑、脉缓或滑等。常用药如二陈丸、祛痰止咳颗粒等。

✚ 清热化痰剂

适用于痰热证。症见咳吐黄痰、咯吐不利、舌红苔黄腻、脉滑数。常用药如祛痰灵口服液、止咳橘红丸（颗粒、胶囊、片）、黄氏响声丸等。

✚ 润燥化痰剂

适用于燥痰证。症见咳嗽甚或呛咳、咯痰不爽，或痰黏成块，或痰中带血、胸闷胸痛、口鼻干燥、舌干少津、苔干、脉涩等。常用药如养阴清肺丸（膏、糖浆）、蜜炼川贝枇杷膏等。

✚ 温化寒痰

适用于寒痰证。症见咳吐白痰、胸闷脘痞、气喘哮鸣、畏寒肢冷、舌苔白腻、脉弦滑或弦紧。常用药如通宣理肺丸（颗粒、胶囊、片）。

✚ 化痰熄风

适用于内风挟痰证。症见眩晕头痛，或发癫痫，甚则昏厥、不省人事、舌苔白腻、脉弦滑等。常用药如半夏天麻丸。

注意事项： ①辨别痰病的性质，分清寒热燥湿；②有咳血倾向者，不宜使用燥热之剂，以免引起大量出血；③表邪未解或痰多者，慎用滋润之品，以防壅滞留邪，病久不愈；④辨明生痰之源，重视循因治本。

18. 止咳平喘剂

止咳平喘剂以杏仁、苏子、枇杷叶、紫菀、百部、款冬花、桑白皮、葶苈子等药物为主组成，具有止咳平喘等作用，主要用以治疗各种痰、咳、喘证。临床以咳嗽、咯痰、哮喘、胸闷、憋气等为辨证要点。根据配伍不同又可分为清肺止咳、温肺止咳、补肺止咳、化痰止咳、温肺平喘、清肺平喘、补肺平喘、纳气平喘等。适用于急性支气管炎、支气管哮喘、慢性阻塞性肺病、肺源性心脏病、胸膜炎、肺炎、小儿喘息性支气管炎、上呼吸道感染等见上述症状者。常用药如蛤蚧定喘丸、固本咳喘片。

注意事项： 外感咳嗽初起，不宜单用收涩止咳剂，以防留邪。

19. 消导化积剂

消导化积剂以山楂、神曲、谷麦芽、鸡内金、莱菔子等药物为主组成，具有消食健脾或化积导滞作用，主要用以治疗食积停滞证。消导化积剂分为消食化积剂和健脾消食剂两类。临床以脘腹胀闷、嗳腐吞酸、厌食呕恶、腹胀、腹痛或泄泻、舌苔腻等为辨证要点。适用于消化不良、小儿厌食症、胃肠炎、胆囊炎、细菌性痢疾等见上述症状者。

✚ 消食化积剂

适用于食积内停之证。症见胸脘痞闷、嗳腐吞酸、恶食呕逆、腹痛泄泻等。常用药如保和丸（颗粒、片）、枳实导滞丸。

✚ 健脾消食剂

适用于脾胃虚弱，食积内停之证。症见脘腹痞满、不思饮食、面黄体瘦、倦怠乏力、大便溏薄等。常用药如健脾丸、健儿消食口服液。

注意事项：①使用人参类补益药时，不宜配伍使用含莱菔子的中成药；②食积内停，易使气机阻滞，气机阻滞又可导致积滞不化，宜配伍具有理气作用的药物，使气行而积消；③消导剂虽较泻下剂缓和，但总属攻伐之剂，不宜久服，纯虚无实者禁用。

20. 杀虫剂

杀虫剂以苦楝根皮、雷丸、槟榔、使君子、南瓜子等药物为主组成，具有驱虫或杀虫作用，主要用以治疗人体消化道寄生虫病。临床以脐腹作痛、时发时止、痛定能食、面色萎黄，或面白唇红，或面生干癣样的白色虫斑，或胃中嘈杂、呕吐清水、舌苔剥落、脉象乍大乍小等为主要表现。适用于驱杀寄生在人体消化道内的蛔虫、蛲虫、绦虫、钩虫等。常用药如乌梅丸。

注意事项：①宜空腹服，尤以临睡前服用为妥，忌油腻香甜食物；②有时需要适当配伍泻下药物，以助虫体排出；③驱虫药多有攻伐作用或有毒之品，故要注意掌握剂量，且不宜连续服用，以免中毒或伤正；④年老、体弱、孕妇等慎用或禁用；⑤服驱虫剂之后见脾胃虚弱者，适当调补脾胃以善其后。

需要说明的是，尽管中成药可以按功效进行分类，但在具体应用时不应拘泥，应根据中医理论及病情灵活运用。

中成药的应用

"安全、有效、经济、适当"，是合理应用中成药的基本要求。合理应用中成药，既要掌握一般原则，又要熟悉不同药物的性能特点，还要注意使用方法。

1. 应用原则

必须辨证用药

中成药是在中医理论指导下加工制作而成的，必须在中医理论指导下应用。使用者应依据中医理论，辨认、分析疾病的证候，针对证候确定具体的治则治法，然后依据治则治法，选用适宜的中成药。无论针对中医疾病还是西医疾病，均应加以中医辨证，根据辨证选用相应的中成药。或将中医辨病与辨证相结合，或将西医辨病与中医辨证相结合，但不能仅根据西医诊断选用中成药。

选择适宜剂型

应根据患者的病证、体质特点、病情轻重缓急及各种剂型的特点，选择适宜的剂型。

确定恰当剂量

凡有明确使用剂量规定的中成药，应慎重超剂量使用。凡有使用剂量范围的中成药，应先取偏小值。老年人、儿童应酌情减量。

优选给药途径

能口服给药的，不采用注射给药；能肌肉注射给药的，不选用静脉注射或滴注给药。

2. 相关因素

中成药的历史悠久，应用广泛，大量研究和临床实践表明，在合理使用的情况下，中成药的安全性是较高的。为了提高中成药疗效，避免产生不良反应，在使用过程中应充分了解影响中成药疗效的各种因素。

药物因素

药材质量： 药物的品种、产地、采收时节等都可能会影响药材的质量，从而影响中成药临床使用的疗效。因此，制作中成药应尽可能选用道地药材。道地药材是指在特定自然条件、生态环境的地域内所产的药材，因药材的生产较为集中，栽培技术、采收和加工方法也都有一定的讲究，以致较同种药材在其他地区所产的药材品质佳、疗效好。如甘肃的当归，宁夏的枸杞子，四川的黄连、附子，内蒙古的甘草，吉林的人参，山西的黄芪、党参，河南怀庆的牛膝、地黄、山药、菊花，江苏的苍术，云南的茯苓、三七等。

➕ **加工炮制：** 中药炮制的辅料、方法、时间等都会影响炮制后中药的疗效，从而影响中成药临床使用的疗效。

➕ **制备工艺：** 中成药的制备工艺如浸提、分离、精制、浓缩、干燥、除菌等都会影响中药中有效成分的提取，进一步影响中成药的临床疗效。

➕ **药用辅料：** 优质的辅料不仅有助于制剂操作及成品外观质量，更有利于药剂中有效成分在体内吸收、分布和消除的动态过程，从而提高临床疗效。反之，则可能影响药物的临床疗效。

➕ **剂型：** 中成药的剂型不同，对药物的吸收、分布和释放都会有很大的影响。

✚ 使用因素

➕ **辨证施治：** 辨病辨证结合用药既可发挥病症结合、优势互补的作用，突出中医药治病特点，又能使药效得到完全发挥。

➕ **剂量及疗程：** 中药治病贵在适中，过多过少都不可取，少则不能发挥药物的功效，多则增加了药物的毒副作用。且临床应用过程中中成药的用量还要根据患者的年龄、体质、病程、发病时节等综合考虑。

➕ **饮食：** 在服用中成药时，须忌食某些食物，一般中成药在服药期间往往要忌食生冷、油腻、腥臭及难消化的食物。另外还有一些中成药有特殊的要求，如服用含人参的中成药不宜吃萝卜，脾胃功能差的人忌食一些膏滋类的中成药。

➕ **给药方式：** 给药途径、给药时间及给药速度都会影响中成药的临床疗效。不同的给药途径吸收速度一般如下：静脉＞吸入＞皮下＞直肠或口腔＞口服＞皮肤。常用口服剂型的吸收速度一般为溶液剂＞混悬剂＞胶囊剂＞片剂＞丸剂＞包衣片剂。不同类型的中成药的服用时间也应不同，大多数药物宜在饭后服用，尤其是补益药（如人参），健胃药（如补脾益肠丸）和对胃肠刺激性较大的药物（如甘露消毒片）；而驱虫药（如乌梅丸）和泻下药（如大承气汤），则于空腹时服用较好；安神类药物应在睡前服用。不管是在饭前或饭后服药，都应与饮食有半小时至一小时的间隔，以免影响药效。由于患者年龄、体质的不同，输液速度直接影响患者的反应。

➕ **患者的依从性**：依从性即患者的行为（如使用药物、控制饮食、调整生活习惯及复诊）与治疗或健康建议的一致性。若患者的依从性较强则会提高药物的疗效，反之则降低药物的疗效。

🔳 机体因素

➕ **性别**：一般女性对药物的敏感性大于男性，故女性用量宜小；另外女性有月经、妊娠、哺乳等生理过程，对许多药物的反应与一般情况不同，尤其是妊娠期间，某些药物具有损伤胎儿的危害，因此更应慎重。

➕ **年龄**：儿童因发育尚未完善，故对药物的敏感程度较高，老年人因各种生理功能的衰退，对药物的耐受性弱，故老人和儿童用药应适当减量。

➕ **体质**：有的患者身体属于特殊性体质，对药物的反应与常人不同，服药时更易产生不良反应，出现的毒性与药物的药理作用和用药剂量无关，完全由患者本身体质所致，如过敏体质人群。

➕ **生理病理和营养状况**：药物的反应性与患者体质强弱、病情轻重、病程长短及并发病症等密切相关，尤其是肝肾损伤时，可影响药物在肝内代谢和经肾排泄而产生药物不良反应，甚至引起中毒。且人在饥饿、疲劳、体弱的情况下，对毒性药物的敏感度增高。

3. 联合应用

为了提高中成药的疗效，常常采取联合用药的方式，既可中药之间联合应用，也可中西药物联合应用。

🔳 中成药的联合使用

当病情复杂，一种中成药不能满足病情需要时，可以联合中药汤剂或多种中成药联合运用。应用时要注意以下原则：① 多种中成药的联合应用，应遵循药效互补原则及增效减毒原则。功能相同或基本相同的中成药原则上不宜叠加使用；② 药性峻烈的或含毒性成分的药物应避免重复使用；③ 合并用药时，应避免不同中成药间的药物配伍禁忌（如十八反、十九畏）、避免药物重复后过量。

需要特别注意的是，中药注射剂联合使用应谨慎，并应遵循以下原则：① 两种以上中药注射剂联合使用，应遵循主治功效互补及增效减毒原则，符合中医传统配伍理论的要求，无配伍禁忌；② 应谨慎考虑中药注射剂的间隔时间以及药物相互作用等问题；③ 需同时使用两种或两种以上中药注射剂，严禁混合配伍，应分开使用。除有特殊说明，中药注射剂不宜两个或两个以上品种同时共用一条通道。

✚ 中成药与西药的联合使用

针对具体疾病制定用药方案时，应分别根据中西药物的使用目的确定给药剂量、给药时间、给药途径。在应用时要注意：① 中成药与西药如无明确禁忌，可以联合应用，给药途径相同的，应分开使用；② 应避免副作用相似的中西药联合使用，也应避免有不良相互作用的中西药联合使用。

中西药注射剂联合使用时，还应遵循以下原则：① 谨慎联合使用。如果中西药注射剂确需联合用药，应根据中西医诊断和各自的用药原则选药，充分考虑药物之间的相互作用，尽可能减少联用药物的种数和剂量，根据临床情况及时调整用药；② 中西注射剂联用，尽可能选择不同的给药途径（如脊椎腔注射、穴位注射、静脉注射）。必须同一途径用药时，应将中西药分开使用，谨慎考虑两种注射剂的使用间隔时间以及药物相互作用，严禁混合配伍。

🩺 4. 服用方法

中成药组方与剂型相对固定，临证时不便根据病情加减变化，从应用的角度讲，受到一定限制。因此，历代医家在长期应用过程中，非常注重"引药"的使用。如《太平惠民和剂局方》所载的 788 种中成药，几乎都有引药与服用方法的记述。

引药，也称药引、引子药，是中成药在应用时的辅助物品，通常用来送服药物。恰当地使用引药，能够起到引药物直达病所、照顾兼症、扩大治疗范围、调和药性、降低不良反应等作用。

引药取材广泛，除了常用药以外，一些药食两用之品，尤其是日常生活中的食品多可作引药使用，如酒、盐、糖、姜、葱、米汁、蜂蜜、荷叶等。这些物品方便易得，简便实用，选用恰当，可收画龙点睛之效。

使用引药，既要按照中医理论把握一般原则，又应根据病性、病情灵活变化。通常情况下，服用外感类中成药，多以薄荷、生姜、葱白等为引，以助解表散邪；服用除痹、祛瘀类中成药，多以酒为引，取其通达之性以行药势；服用理血止痛类中成药，多以醋为引以助药效；服用补益类中成药，可根据不同脏腑特点选择引药，如补益脾胃可选米汤，补肾可选淡盐水等。

以下，再简要介绍几味常用引药。

米汤： 米汤味甘性平，能保护胃气、健脾补中。常用于送服补气、健脾、养胃、止渴及滋补类中成药，如香连丸、八珍丸、香砂养胃丸、人参养荣丸、十全大补丸等。米汤以小米为上，大米次之。

大枣汤： 大枣味甘性平，能补中益气、养血安神、缓和药性。常用于送服补益中气、健脾、安神类中成药，如补中益气丸、归脾丸等。

生姜汤： 生姜味辛性温，能散风寒、暖肠胃、止呕吐。常用于送服祛风寒、健脾和胃类中成药，如通宣理肺丸、藿香正气丸、附子理中丸等。

葱白汤： 葱白味辛性热，能发汗解表、散寒通阳。常用于送服解表散寒、温经通阳类中成药，如感冒冲剂、九味羌活丸、荆防败毒散等。

白酒： 白酒味甘辛性热，能通经活血、驱风散寒。常用于送服活血散寒、通经祛瘀类中成药，如活络丹、再造丸、七厘散、乌鸡白凤丸等。

黄酒： 黄酒味甘性温，能通经络、散风寒、行药势。常用于送服活血通经、化瘀散寒类中成药，如活络丹、追风丸、木瓜丸、云南白药等。

红糖： 红糖味甘性温，能补血、散寒、祛瘀。常用于送服养血、祛瘀、散寒类中成药，如血府逐瘀丸、香连丸、十全大补丸、益母草膏等。

蜂蜜： 蜂蜜味甘性平，能补中缓急、润肺止咳、润肠通便。常用于送服养阴润燥类中成药，如蛤蚧定喘丸、百合固金丸、麻仁丸、润肠丸等。

盐汤： 盐味咸性寒，能强筋骨、软坚结、引药入肾。常用于送服滋肾补虚类中成药，如六味地黄丸、七宝美髯丹、大补阴丸、金锁固精丸等。

食醋： 食醋味酸性微温，能散瘀止痛、解毒杀虫。常用于送服祛瘀、止痛、杀虫类中成药，如逍遥丸、桂枝茯苓丸、乌梅丸等。

可用于引药的还有很多，从历代医著中可以发现，前人在应用引药方面，给我们留下了很宝贵经验，值得我们学习和借鉴。

此外，在服用中成药时，还应注意服用时间。如补阳药适合清晨服用，发散解表及升阳益气药宜午前服用，泻下药适宜于午后或入夜服用，安神药宜睡前服用。

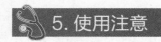

5. 使用注意

✚ 避免不良反应

合理使用中成药包括正确的辨证选药、选择剂型、给药途径、用法用量、使用疗程、禁忌证、合并用药等多个方面，其中任何环节有问题都可能引发药物不良事件。因此，保证用药安全是中成药应用前提。

药物的两重性是药物作用的基本规律之一，中成药也不例外，中成药既能起到防病治病的作用，也可引起不良反应。

中成药使用中出现不良反应的主要原因有：①方药证候不符，如辨证不当、适应证把握不准确；②中药自身所含的毒性成分引起的不良反应；③中药炮制或制备工艺不当引起的毒性反应；④特异性体质对某些药物的不耐受、过敏等；⑤超剂量或超疗程用药，特别是含有毒性中药材的中成药，如朱砂、雄黄、蟾酥、附子、川乌、草乌、北豆根等，过量服用即可引起中毒甚至死亡；⑥不适当的中药或中西药的联合应用。

中成药使用中出现的不良反应有多种类型，临床可见以消化系统症状（恶心、呕吐、口苦、腹痛腹泻等）、皮肤黏膜系统症状（皮疹、瘙痒或皮肤潮红等）、泌尿系统症状（尿少、尿频、蛋白尿等）、神经系统症状（头晕、头痛、烦躁或睡眠不安等）、心血管系统症状（心悸、胸闷、血压下降或升高、心率加快或减慢等）、呼吸系统症状（咳嗽、呼吸困难、胸闷或哮喘等）、血液系统症状（白细胞下降、粒细胞减少或出血等）、精神症状或过敏性休克等为主要表现的不良反应，可表现为其中一种或几种症状。

临床上预防中成药不良反应，要注意以下几个方面：①辨证用药，采用合理的剂量和疗程。尤其是对特殊人群，如婴幼儿、老年人、孕妇以及原有脏器损害功能不全的患者，更应注意用药方案；②加强用药观察及中药不良反应的监测，完善中药不良反应的报告制度；③注意药物过敏史。对有药物过敏史的患者应密切观察其服药后的反应，如有过敏反应，应及时处理，以防止发生严重后果；④注意药物间的相互作用，中、西药并用时尤其要注意避免因药物之间相互作用而可能引起的不良反应；⑤需长期服药的患者要加强安全性指标的监测；⑥使用中药注射剂还应做到：用药前应仔细询问过敏史，对过敏体质者应慎用；严格按照药品说明书规定的功能主治使用，辨证施药，禁止超功能主治用药；中药注射剂应按照药品说明书推荐的剂量、调配要求、给药速度和疗程使用药品，不超剂量、过快滴注和长期连续用药；中药注射剂应单独使用，严禁混合配伍，谨慎联合用药。对长期使用的中药，在每疗程间要有一定的时间间隔；加强用药监护。用药过程中应密切观察用药反应，发现异常，立即停药，必要时采取积极救治措施；尤其对老人、儿童、肝肾功能异常等特殊人群和初次使用中药注射剂的患者应慎重使用，加强监测。

孕妇使用中成药的注意事项

＋ 妊娠期妇女必须用药时，应选择对胎儿无损害的中成药。

＋ 妊娠期妇女使用中成药，尽量采取口服途径给药，应慎重使用中药注射剂；应尽量缩短妊娠期妇女用药疗程，及时减量或停药。

＋ 可能导致妊娠期妇女流产或对胎儿有致畸作用的中成药，为妊娠禁忌。此类药物多为含有毒性较强或药性猛烈的药物组份，如砒霜、雄黄、轻粉、斑蝥、蟾酥、麝香、马钱子、乌头、附子、土鳖虫、水蛭、虻虫、三棱、莪术、商陆、甘遂、大戟、芫花、牵牛子、巴豆等。

＋ 可能会导致妊娠期妇女流产等副作用，属于妊娠慎用药物。这类药物多数含有通经祛瘀类的桃仁、红花、牛膝、蒲黄、五灵脂、穿山甲、王不留行、凌霄花、虎杖、卷柏、三七等，行气破滞类的枳实、大黄、芒硝、番泻叶、郁李仁等，辛热燥烈类的干姜、肉桂等，滑利通窍类的冬葵子、瞿麦、木通、漏芦等。

儿童使用中成药的注意事项

＋ 儿童使用中成药应注意生理特殊性，根据不同年龄阶段儿童生理特点，选择恰当的药物和用药方法，儿童中成药用药剂量，必须兼顾有效性和安全性。

＋ 宜优先选用儿童专用中成药，儿童专用中成药一般情况下说明书都列有与儿童年龄或体重相应的用药剂量，应根据推荐剂量选择相应药量。

＋ 非儿童专用中成药应结合具体病情，在保证有效性和安全性的前提下，根据儿童年龄与体重选择相应药量。一般情况3岁以内服1/4成人量，3～5岁的可服1/3成人量，5～10岁的可服1/2成人量，10岁以上与成人量相差不大即可。

＋ 含有较大毒副作用成分的中成药，或者含有对小儿有特殊毒副作用成分的中成药，应充分衡量其风险和（或）收益，除没有其他治疗药物或方法而必须使用外，其他情况下不应使用。

＋ 儿童患者使用中成药的种类不宜多，应尽量采取口服或外用途径给药，慎重使用中药注射剂。

➕ 根据治疗效果，应尽量缩短儿童用药疗程，及时减量或停药。

❐ 老人使用中成药的注意事项

➕ 正确掌握用法用量，确保安全用药，对于一些含有毒性或药性猛烈的药物，勿剂量过大，药力过猛。

➕ 由于老年患者发生的不良反应高于普通成年人，而且其不良反应的表现又往往不典型，容易延误治疗，所以应高度重视中成药的不良反应。

➕ 由于老年患者疾病较为复杂，中成药与西药联合应用要适当，应密切注意各种药物间的相互影响，选用药品的种类宜少不宜多。

中成药的管理

中成药的生产与应用涉及原材料、加工、流通、储存等多个环节，了解管理方面的相关知识，对于保障用药安全、提高临床疗效、避免浪费等都有一定意义。

1. 生产许可

中成药的生产必须经过国家相关部门的批准，应获得"国药准字"批文。

"国药准字"是药品生产单位在生产新药前，经国家食品药品监督管理总局严格审批后，取得的药品生产批准文号，相当于人的身份证。其格式为：国药准字 +1 位字母 +8 位数字，其中化学药品使用的字母为"H"，中药使用的字母为"Z"等。只有获得此批准文号，药品才可以生产和销售。

"国药"的来历

由于历史原因，以前省级药品主管部门有权对药品进行审批，一些药品使用的是地方批准文号，如"京卫药准字"、"沪卫药准字"等。这些药品都是根据各省、直辖市的地方药品标准审批的，不利于国家对药品的统一管理。

为了保证临床用药安全，1999 年以后，国家将过去的地方药品标准提升为国家药品标准，对"X(省)卫药准字"的药品进行清理整顿，凡符合国家标准的药品核发"国药准字"的批准文号，对不符合国家标准的药品予以淘汰，同时将新药审批的权限划归为国家食品药品监督管理局。

相关法规

在现行《药品管理法》中规定，生产药品"需要经过国务院药品监督管理部门批准，并发给药品批准文号"。所以，现在如果我们在市场上发现"X 卫药准字"等非"国药准字"批准文号的药品，因为已经过了国家药监局规定的有效期，均可视为假药。百姓们在买药时，一定要仔细看好批准文号。无批准文号，或批准文号有问题的药品，不要购买，以免买到假药。

批文格式

药品批准文号格式为"国药准(试)字 + 字母 +8 位数字"。其中"药"代表是药品，这是最基本性质(与保健食品和医疗器械的区别)，"准"字代表国家批准生产的药品，

"试"代表国家批准试生产的药品。

字母包括 H、Z、S、B、T、F、J，分别代表药品不同类别：

H 代表化学药品

Z 代表中成药

S 代表生物制品

B 代表保健药品

T 代表体外化学诊断试剂

F 代表药用辅料

J 代表进口分包装药品

药店里常见的传统中成药，无论提取工艺如何，也无论有无毒副作用，都属"国药准字 Z"或"国药准字 B"，为具有治疗及保健作用的药品。无论是中药还是西药，如果临床证明没有毒副作用，皆可申请"国药准字 B"的批号，由于西药一般具有明显的毒副作用，所以目前的"国药准字 B"以中药为多。

8 位数字的第 1、2 位代表原批准文号的来源，其中 10 代表原卫生部批准的药品；19、20 代表国家药品监管部门批准的药品；11 北京市，12 天津市，13 河北省，14 山西省，15 内蒙古自治区，21 辽宁省，22 吉林省，23 黑龙江省，31 上海市，32 江苏省，33 浙江省，34 安徽省，35 福建省，36 江西省，37 山东省，41 河南省，42 湖北省，43 湖南省，44 广东省，45 广西壮族自治区，46 海南省，50 重庆市，51 四川省，52 贵州省，53 云南省，54 西藏自治区，61 陕西省，62 甘肃省，63 青海省，64 宁夏回族自治区，65 新疆维吾尔族自治区。

第 3、4 位代表换发批准文号之年的公元年号的后两位数字，但来源于卫生部和国家药品监管部门的批准文号仍使用原文号年号的后两位数字。第 5、6、7、8 位为批准文号的顺序号。

2. 含毒性中药材的中成药临床应用管理

毒性中药材是指按已经公布的相关法规和法定药材标准中标注为"大毒（剧毒）"、"有毒"的药材。其中属于大毒的，是国务院《医疗用毒性药品管理办法》（1988 年）颁布的 28 种毒性药材，包括砒石（红砒、白砒）、砒霜、水银、生马钱子、生川乌、生草乌、生白附子、生附子、生半夏、生南星、生巴豆、斑蝥、青娘虫、红娘虫、生甘遂、生狼毒、生藤黄、生千金子、生天仙子、闹羊花、雪上一枝蒿、红升丹、白降丹、蟾酥、洋金花、红粉、轻粉、雄黄。

含毒性中药材的中成药品种较多，分布于各科用药中，其中不乏临床常用品种。毒性中药材及其制剂具有较独特的疗效，但若使用不当，就会有致患者中毒的危险。且其中的毒性中药材的毒性范围广，涉及多个系统、器官，大部分毒性药材可一药引起多系统损伤，应引起重视。

另外，一些历代本草学著作中没有毒性记载的饮片及其制剂，近年来有研究报道其具有严重不良反应，比如，马兜铃、关木通、广防己、青木香、天仙藤等含马兜铃酸，处方中含有这些中药材的中成药，若长期服用，可能造成马兜铃酸的蓄积，导致肾间质纤维化，引起肾功能衰竭等不良反应。

因此，临床使用含毒性中药材的中成药时应注意：

✚ 辨证使用是防止中毒的关键

不同的病证选用不同的药物治疗，有的放矢，方能达到预期效果。另外，还应注意因人、因时、因地制宜，辨证施治，尤其对小儿、老人、孕妇、哺乳期妇女、体弱者，更应注意正确辨证使用中成药。

✚ 注意用量

含毒性中药材的中成药安全范围小，容易引起中毒，因而要严格控制剂量。既要注意每次用药剂量，还要注意用药时间，防止药物在体内蓄积中毒，同时还要注意个体差异，如孕妇、老人、儿童、体弱者要考虑机体特点。使用此类药，通常从小量开始，逐渐加量，而需长期用药的，必须注意有无蓄积性，可逐渐减量，或采取间歇给药，中病即止，防止蓄积中毒。

✚ 严格制度

建立健全保管、验收、调配、核对等制度，坚持从正规渠道购进药品。

🩺 3. 中成药不良反应的监测

在合理使用中成药的同时，应加强其不良反应的监测工作，逐步建立起完善的中成药不良反应监测体系，减少漏报率。一旦出现不良反应立即停药，并采取相应纠正措施。

特别加强中药注射剂、含毒性中药材中成药的不良反应监测，临床用药前应详细询问过敏史，重视个体差异，辨证施治。制定科学用药方案，避免中西药联合应用的不良反应，掌握含毒性药材中成药的用药规律。

建立中药严重不良反应快速反应、紧急处理预案，并建立严重病例报告追踪调查制度。对中药严重不良反应关联性进行分析评价时，必要时应追踪原始病案、药品生产厂家、批号及原料药的产地、采集、加工、炮制与制剂的工艺方法等。

对上市 5 年以内的药品和列为国家重点监测的药品，要报告该药品引起的所有可疑不良反应；对上市 5 年以上的药品主要报告该药品引起严重、罕见或新的不良反应。各省、自治区、直辖市药品监督管理部门和卫生行政部门是本地区实行药品不良反应报告制度的监管部门。国家对药品不良反应实行逐级、定期报告制度。严重或罕见的药品不良反应须随时报告，必要时可以越级报告。医疗预防保健机构发现严重、罕见或新的不良反应病例和在外单位使用药物发生不良反应后来本单位就诊的病例，应先经医护人员诊治和处理，并在 15 个工作日内向所在省、自治区、直辖市药品不良反应监测部门报告。

4. 处方药与非处方药

1999 年国家食品药品监督管理局颁布实施了《处方药与非处方药分类管理办法》（试行），共十五条。该办法规定根据药品品种、规格、适应证、剂量及给药途径不同，对药品按处方药与非处方药分别进行管理。

所谓处方药，必须凭执业医师或执业助理医师处方才可调配、购买和使用。非处方药，不需要凭执业医师或执业助理医师处方即可自行判断、购买和使用。非处方药根据药品安全性的不同，分为甲类非处方药和乙类非处方药。甲类非处方药必须在药店由执业药师或药师指导下购买和使用；乙类非处方药除可在药店出售外，还可经过当地地市级以上药品监督部门批准，在普通商业企业销售。

了解处方药与非处方药的相关规定和知识，有利于根据具体情况方便、合理地选择中成药。需要注意的是，无论是选用处方药还是非处方药，都应仔细辨认产品商标、标签、说明书等，尤其是自行购买中成药，应仔细阅读说明书，查验生产日期和失效期，慎重选用和服用中成药。

各 论

妇科疾病
安全用药

概　述

　　妇科疾病涉及经、带、胎、产、杂等几大方面，即女性月经病、带下病、妊娠病、产后病及杂病。数千年来中医药在妇科疾病的治疗上积累了大量经验和方法，在中医理论整体观念、辨证论治思想的指导下，形成了较为完备的治疗体系。中药复方的内服为最主要的治疗手段，遵循《内经》"谨察阴阳所在而调之"的治疗原则，调补脏腑、调理气血、调治冲任、调养胞宫、调畅情志等，目的在于"以平为期"。根据妇女生理特点，还存在外治法、病变局部用药、针灸等其他治疗方法。

　　药物合理配伍组成方剂，临床治疗还要根据病情缓急的不同需要以及药物特点选择合适的剂型。历代医家在长期的医疗实践中，创造了多种剂型，《内经》收载十三首方剂中，就有汤、散、膏、酒、丹等剂型。以后又不断发展，种类更加丰富如露、锭、饼、条、线，以及熏烟、熏洗、灌肠坐药等剂型。现代更是"古为今用、推陈出新"研究出更多的新剂型，如中药的片剂、冲剂、糖浆、浸膏、气雾剂、栓剂等。一般说来汤剂疗效快，故疾病初期、病情急重时候多选用汤剂，疾病恢复期或者病情平稳，善后调养阶段可以选用丸剂、散剂等其他剂型进一步固本调补。为了方便广大患者使用，有很多历代医药学家经过千百年医疗实践创造、总结的有效方剂，经制剂加工制成各种不同剂型的中药制品，再次临床反复使用、证明安全有效而后剂型固定，采取合理工艺制备成质量稳定、可控，经批准依法生产形成目前所说的中成药。

　　中成药以其应用方便，价钱低廉，购买容易深受广大女性患者喜欢。但是目前中成药的应用也存在很多问题，大致总结如下：

　　1. 品种繁多，选择困难：治疗妇科疾病的中成药品种繁多，有些药物功效又十分相近，难以区分，还存在有的药物成分众多，主治功效很复杂，患者在选择的时候经常一头雾水。

　　2. 只辨病不辨证：很多药物的说明上，适应证是按照现代医学的病名区分的，中医的辨证体现得不够清晰，违背了中医辨证用药的基本精髓。

　　3. 中成药处方权过于宽泛：目前中成药物获得过于容易，甚至很多西医医师也具有处方权开具中成药，就出现不懂辨证只辨病开药的问题，很难保证疗效。

4. 假药、劣质药、保健品泛滥：很多此类药品均打着纯中药制剂的幌子，盲目夸大功效，似乎包治百病。

针对以上问题本分册列举了临床常见的 22 类妇科疾病，以此为切入点，首先针对疾病本身进行概述讲解，其次针对每类疾病都列举了数种常用的、经过药典记载的、疗效确切的中成药品，并详细描述每种药品的主治、功效、适应证、注意事项等方面，还着重讲解了每种中成药如何区别应用。以期给与患者简单直观、通俗易懂的用药指导。

先兆流产

1. 吴某，女性，26岁，已婚。停经1月余，尿妊娠试验（＋）。3天前提重物后出现阴道少量出血，量少、色紫黑，不伴腰酸及腹痛。患者既往2次自然流产史。此次妊娠是以中药补肾调治后受孕。门诊B超示：宫内可见妊娠囊，孕囊旁见3cm×3cm液性暗区。诊断为：先兆流产。

2. 张某，女性，39岁，已婚。停经2个月余，尿妊娠试验（＋）。1周前因操劳家务，先感腰酸，未予处理。近两天腰腹坠胀明显，伴阴道少量褐色分泌物。B超提示宫内孕囊可见胎心搏动，孕囊下方见一出血暗区，体积1.6cm×2.5cm×2.6cm，考虑先兆流产可能。

先兆流产中西医概述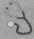

先兆流产指妊娠28周前先出现少量阴道流血，常为暗红色或血性白带，无妊娠物排出，随后出现阵发性下腹痛或腰背痛。妇科检查宫颈口未开，胎膜未破，子宫大小与停经周数相符。经休息及治疗后征状消失，可继续妊娠。按自然流产发展的不同阶段，分为先兆流产、难免流产、不全流产、完全流产四种临床类型。西医治疗主要为一般对症治疗，黄体不足者可肌内注射黄体酮注射液，口服维生素E；甲状腺功能减退者可口服小剂量甲状腺片。经治疗2周，若阴道出血停止，B超提示胚胎存活，可继续妊娠，若临床症状加重，B超提示胚胎发育不良，血HCG持续不升或下降，表明流产不可避免，应终止妊娠。此外，应重视心理治疗，使患者情绪安定。

先兆流产属于中医"胎漏"、"胎动不安"的范畴。妊娠期间阴道有少量出血，时出时止，而无腰酸、腹痛、小腹下坠者，称为"胎漏"，亦称"胞漏"或"漏胎"。妊娠期间出现腰酸、腹痛、小腹下坠，或伴有少量阴道出血者，称为"胎动不安"。胎漏、胎动不安的主要病机是肾虚、血热、血瘀、气血不足导致冲任损伤、胎元不固。

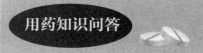

用药知识问答

1. 中医如何治疗先兆流产?

胎漏、胎动不安的辨证要点主要是抓住阴道出血、腰酸、腹痛、下坠四大症状的性质、轻重程度及全身脉证,以辨其虚、热、瘀及转归。四大症状较轻而妊娠脉滑明显,检查尿妊娠试验阳性或 B 超胚胎存活者,治疗以补肾安胎为主。根据不同的证型施以补肾健脾、清热凉血、益气养血或化瘀固冲。当病情发展,四大症状加重而滑脉不明显,早孕反应消失,尿妊娠试验转阴,出现胎堕难留或胚胎发育停止时,当下胎益母。

总的来说胎漏、胎动不安的治疗是以胚胎、胎儿存活为前提,首辨胚胎存活与否。临症时应"治病求本",分辨病之寒热虚实,用药时应注意温补不宜过于辛热,调气不宜过于香燥,清热不宜过于寒凉,视病情需要,中病即止。

2. 滋肾育胎丸有什么成分? 主要作用是什么?

主要成分: 菟丝子、砂仁、熟地黄、人参、桑寄生、阿胶(炒)、首乌、艾叶、巴戟天、白术、党参、鹿角霜、枸杞子、续断、杜仲。

性状: 本品为黑色的包衣浓缩水蜜丸,除去包衣后,显深棕色;气微香,味微苦。

功能主治: 补肾健脾,益气培元,养血安胎,强壮身体。用于脾肾两虚,冲任不固所致的滑胎(防治习惯性流产、先兆流产)。

规格: 每瓶 60g,塑瓶包装。

用法用量: 口服,一次 5g,一日 3 次,淡盐水或蜂蜜水送服。

注意事项: 反复自然流产者一般服药 3 个月为 1 个疗程;若发现胚胎已经停止发育,则尽快下胎;用于月经病的治疗时,一定要先排除生殖道肿瘤后再使用,以免耽误病情。

组方原理: 本方为著名中医妇科专家罗元恺教授在寿胎丸的基础上制定的。本方在寿胎丸的基础上加上健脾补气养血的人参、党参、熟地黄、何首乌等,主要用于治疗脾肾亏虚的先兆流产。

3. 嗣育保胎丸有什么成分？主要作用是什么？

主要成分：黄芪 40g、党参 40g、茯苓 40g、白术（麸炒）40g、甘草 5g、当归 40g、川芎 30g、白芍 40g、熟地黄 40g、阿胶 20g、桑寄生 30g、菟丝子 40g、艾叶（炭）40g、荆芥穗 10g、厚朴（姜炙）10g、枳壳（去瓤麸炒）30g、川贝母 20g、羌活 5g、鹿茸粉 3g。

性状：本品为黑褐色的大蜜丸；气微香，味苦。

功能主治：补气养血，安胎保产。用于孕妇气血不足引起；恶心呕吐，腰酸腹痛，足膝浮肿，胎动不安，屡经流产。

规格：每丸重 6g。

用法用量：口服，一次 2 丸，一日 2 ～ 3 次。

注意事项：服用前应除去蜡皮、塑料球壳；本品可嚼服，也可分份吞服。反复自然流产者一般服药 3 个月为 1 个疗程；若发现胚胎已经停止发育，则尽快下胎；用于月经病的治疗时，一定要先排除生殖道肿瘤后再使用，以免耽误病情。

4. 保胎丸有什么成分？主要作用是什么？

主要成分：熟地黄 125g、醋艾炭 200g、荆芥穗 50g、平贝母 100g、槲寄生 150g、菟丝子（酒炙）200g、黄芪 200g、炒白术 200g、枳壳（麸炒）150g、砂仁 125g、黄芩 100g、姜厚朴 50g、甘草 25g、川芎 150g、白芍 200g、羌活 25g、当归 200g。

性状：棕褐色至黑褐色的大蜜丸；味甘，微辛。

功能主治：益气养血，补肾安胎。用于气血不足，肾气不固所致的胎漏、胎动不安，症见小腹坠痛，阴道少量出血，伴神疲乏力，腰膝酸软。

规格：每丸重 9g。

用法用量：口服。一次 1 丸，一日 2 次。

注意事项：请遵医嘱。

组方原理：用于妊娠肾气虚，腰酸腿痛，胎动不安，屡经流产等。方中黄芪、白术、甘草补气；熟地黄、川芎、白芍、当归养血；艾叶炭、荆芥穗止血；砂仁、厚朴、羌活、贝母、枳壳理气化湿和胃；槲寄生、菟丝子补肾安胎；黄芩清热安胎。全方配伍，共奏补气养血，保产安胎之效。

5. 以上几种药治疗先兆流产有什么区别？如何选用？

三种药物均以补肾安胎为主要治疗原则。滋肾育胎丸补肾健脾之力强，适用于脾肾两虚，冲任不固所致的滑胎、胎动不安。嗣育保胎丸重于补气养血，兼具降气止呕作用，适用于气血不足引起的胎动不安、滑胎。保胎丸肝肾与气血共补，且具有化湿和胃之功，用于气血虚弱明显、肾气不固者。

预防措施与调护

流产大多是可以预防的。主要是预防和消除引起流产的原因，以利于胚胎正常的发育。应提倡婚前、孕前检查，在夫妇双方身体最佳状态下妊娠，未病先防。孕后首忌交合，以静养胎，并注意休息，避免劳累，增加营养。反复流产者，应尽早安胎。

小贴士

先兆流产中药保胎治疗前一定要明确诊断，除外异位妊娠可能。

反复流产患者应尽早明确流产原因后再备孕。

（张玉立　鲁周南）

产褥期抑郁症

"谁也不能碰我儿子"，28 岁的陈女士，不准任何人碰她刚满月的儿子，除了她自己外，其他任何人哪怕是伸手去摸一下儿子的脸，她都会极度不高兴，包括她的丈夫。她每天都自己 24 小时看着儿子，甚至不睡觉。脾气也异常暴躁，经常无理由地发脾气。

在产房里经常会有这么奇怪的一幕：一家人围着新生儿欢天喜地，唯独产妇阴沉着脸，要么发呆，要么动不动就发脾气，没人的时候则抹泪，有时还用被子蒙头大哭，食欲下降，失眠多梦惊恐。

上述的这两种情况是典型的产后抑郁症状。

产褥期抑郁症中西医概述

产褥期抑郁症（postpartum depression），又称产后抑郁症，是指产妇在分娩后出现抑郁症状，是产褥期精神综合征中最常见的一种类型。多于产后 2 周发病，于产后 4 ～ 6 周症状明显。既往无精神障碍史。有关其发生率，国内研究资料多为10% ～ 18%，国外资料高达 30% 以上。常见症状如下：情绪抑郁、常常无故悲伤流泪、对全部或多数活动明显缺乏兴趣或愉悦、体重显著下降或增加、失眠或睡眠过度、精神运动性兴奋或阻滞、疲劳或乏力、遇事皆感毫无意义或自罪感、思维力减退或注意力涣散、反复出现死亡想法、甚至生活难以自理等。

中医古籍无此病名，按其临床表现，散见于"产后发狂"、"产后癫狂"、"产后脏躁"、"产后乍见鬼状"、"产后不语"，"产后惊悸恍惚"等病症之中。临床主要表现为易激惹、恐惧、焦虑、沮丧和对自身及婴儿健康过度担忧。常失去生活自理及照料婴儿的能力，有时还会陷入错乱或嗜睡状态。

用药知识问答

1. 中医药如何治疗产褥期抑郁症?

中医治疗以调和气血、安神定志为主,虚者补益心神,实者镇惊开窍。分型:

➕ **心脾两虚型:**产后精神不振,夜寐不安,神志恍惚,悲伤欲哭,不能自主;舌质淡红,苔薄白,脉沉细无力。

➕ **肝郁气结型:**精神郁闷,心烦易怒,头痛,失眠多梦,善太息,胸胁乳房胀痛,呕恶痰涎;舌质淡,苔薄白,脉弦细。

➕ **瘀阻气逆型:**产后恶露不下,或下而不畅,小腹硬痛拒按,抑郁寡欢,或神志错乱如见鬼状,喜怒无常,甚则伤人毁物,面色晦黯;舌紫暗,有瘀点瘀斑,脉涩。

2. 归脾丸有什么主要成分,主要作用是什么?

主要成分:党参、白术(炒)、炙甘草、炙黄芪、茯苓、远志(制)、酸枣仁(炒)、龙眼肉、当归、木香、大枣(去核)。辅料为炼蜜。

功能主治:益气健脾,养血安神。用于心脾两虚,气短心悸,失眠多梦,头昏头晕,肢倦乏力,食欲不振。在此主要用于心脾两虚型的产褥期抑郁症治疗。

用法用量:用温开水或生姜汤送服。一次9g(约一瓶盖水丸),一日3次。

注意事项:忌不易消化食物。感冒发热患者不宜服用。

组方原理:方中以参、芪、术、甘草温补气健脾;当归、龙眼肉补血养心,酸枣仁、茯苓、远志宁心安神;更以木香理气醒脾,以防补益气血药腻滞碍胃。组合成方,心脾兼顾,气血双补。

3. 逍遥丸有什么主要成分,主要作用是什么?

主要成分:柴胡、当归、白芍、炒白术、茯苓、炙甘草、薄荷、生姜。

形状:本品为黄棕色至棕色的水丸,或为黑棕色的水丸;味甜。

功能主治:疏肝健脾,养血调经。用于肝郁脾虚所致的郁闷不舒、胸胁胀痛、头晕目眩、食欲减退、月经不调。在此主要用于肝郁脾虚型的产褥期抑郁症治疗。

用法用量:口服。一次6~9g,一日1~2次。

注意事项：忌生冷及油腻难消化的食物。服药期间要保持情绪乐观，切忌生气恼怒。

组方原理：为中医调和肝脾的名方，方中以柴胡疏肝解郁，使肝气条达，白芍酸苦微寒，养血敛阴，柔肝缓急；当归甘辛苦温，养血和血，且气香可理气，为血中之气药；归、芍与柴胡相同，补肝体而助肝用，使血和则肝和，血充则肝柔；肝郁则克脾，故以白术、茯苓、甘草健脾益气，健脾抑肝，还能帮助气血化生。方中加薄荷，疏散郁遏之气，透达肝经郁热；生姜降逆和中，炙甘草益气补中，调和诸药。诸药合而成方，可使肝郁得疏，血虚得养，脾弱得复，气血兼顾，肝脾同调，为调肝养血之名方。

4. 血府逐瘀胶囊有什么主要成分，主要作用是什么？

主要成分：桃仁（炒）、红花、赤芍、川芎、枳壳（麸炒）、柴胡、桔梗、当归、地黄、牛膝、甘草。

功能主治：活血祛瘀，行气止痛。用于瘀血内阻，胸痛或头痛，内热憋闷，失眠多梦，心悸怔忡，急躁善怒；冠心病心绞痛、血管及外伤性头痛，属上述症候者。在此主要用于瘀阻气逆的产褥期抑郁症治疗。

用法用量：口服，一次6粒，一日2次，一个月为一疗程。

注意事项：忌食辛冷食物。孕妇忌服。

组方原理：本方由桃红四物汤（桃仁、红花、当归、川芎、生地、赤芍）合四逆散（柴胡、枳实、甘草、芍药）加桔梗、牛膝而成。方中以桃红四物汤活血化瘀而养血，防纯化瘀之伤正；四逆散疏理肝气，使气行则血行；加桔梗引药上行达于胸中（血府）；牛膝引瘀血下行而通利血脉。诸药相合，构成理气活血之剂。本方以活血化瘀而不伤正、疏肝理气而不耗气为特点，达到运气活血、祛瘀止痛的功效。

5. 柏子养心丸有什么主要成分，主要作用是什么？

主要成分：柏子仁、党参、炙黄芪、川芎、当归、茯苓、制远志、酸枣仁、肉桂、醋五味子、半夏曲、炙甘草、朱砂。

功能主治：补气，养血，安神。用于心气虚寒，心悸易惊，失眠多梦，健忘。本品主要用于产后失眠健忘、夜寐不安病属心胆气虚者。产后抑郁有上述症状者可以应用。

用法用量：口服。一次6g，一日2次。

注意事项：忌食辛冷食物。孕妇忌服。

组方原理：本方柏子仁养心安神为主药，朱砂、当归、川芎、远志、枣仁养血安神为辅药，党参、茯苓、黄芪健脾益气，五味子、补肾敛气，肉桂温补肾阳，甘草调和诸药，共凑补齐、养血、安神之功效。

6. 前述几种药分别如何选用？

心脾两虚者选用归脾丸，心胆气虚证选用柏子养心丸，肝气郁结者选用逍遥丸，血瘀证选用血府逐瘀胶囊。

预防措施与调护

➕ 引导产妇诉说心理问题并耐心倾听，做好心理疏导工作，解除产妇不良的社会、心理因素，减轻产妇的心理负担。

➕ 关心、体贴产妇，加强与产妇的沟通，取得其信任，缓解其焦虑情绪。

➕ 指导、帮助产妇进行母乳喂养、照顾婴儿，使产妇逐步适应母亲的角色，增强产妇的自信心。

➕ 做好基础护理工作，使产妇感到舒适，缓解躯体症状，并指导产妇养成良好的睡眠习惯。

➕ 对存在抑郁症的高危因素、有焦虑症状及手术结束妊娠的产妇应高度重视，加强心理关怀与生活护理。

➕ 发动产妇的家庭成员，使他们理解、关心产妇，形成良好的家庭氛围。

➕ 做好出院指导，并定期随访，提供心理咨询，解决产妇的心理问题。

小贴士

家属的关爱是预防产褥期抑郁症最好的良药。

（马秀丽　唐瑶）

产后缺乳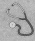

案例叙述

1. 小张，38岁，顺产时大出血，产后体质虚弱，乳房发软，不充实，奶水稀少，宝宝吃不饱，她非常着急，加上宝宝晚上哭闹，她更是身心俱疲。医院诊断为产后缺乳。

2. 小李，27岁，产后第3天，和老公吵架后整天心情不好，常常气哭，奶水变少，宝宝吃不饱，都是配着奶粉吃，两胁肋胀满，整个人每天发愁。医院诊断为产后缺乳。

产后缺乳中西医概述

产妇在哺乳期无乳汁分泌或分泌乳量少，不能满足喂养婴儿者，称为产后缺乳。缺乳的程度和情况各不相同：有的刚开始哺乳时缺乳，以后稍多但仍不充足；有的全无乳汁，完全不能喂乳；有的正常哺乳，突然高热或情绪激动后乳汁骤少，不足于喂养婴儿。

产后缺乳，和乳腺发育较差有关，但贫血、营养不良，恐惧、抑郁、焦虑，劳累或疼痛，年龄过大等因素直接影响丘脑下部，使儿茶酚胺量增多，导致催乳激素抑制因子分泌增加，催乳激素减少，因而缺乳或乳汁减少。

此外，产后婴儿对乳头刺激不够，或婴儿吸吮乳头姿势不正确造成乳头皲裂，由于乳头疼痛，产妇减少泌乳次数，催乳激素释放减少，致使乳腺泡泌乳减少而缺乳。

中医对本病诊断为"缺乳"，又称"产后乳汁不行"。乳房属阳明胃经，乳头属厥阴肝经。乳汁乃气血所化，源于中焦脾胃，赖肝气之疏泄调节。只有脾胃健旺，气血充足，肝气调达，疏泄有常，乳汁才能正常分泌。主要病机为乳汁生化不足或乳络不畅，常见病因有气血虚弱、肝郁气滞或痰浊阻滞。

用药知识问答

1. 中医如何治疗产后缺乳?

本病应根据乳汁清稀或稠、乳房有无胀痛，结合舌脉及其他症状以辨虚实。如乳汁甚少而清稀，乳房柔软，多为气血虚弱，治疗补气养血，佐以通乳，方用通乳丹；若乳汁稠，胸胁胀满，乳房胀硬疼痛，多为肝郁气滞，治疗以调理气血、通络下乳为主，方用下乳涌泉散。同时，要指导产妇正确哺乳，保证产妇充分休息，有足够的营养和水分摄入。

2. 催乳丸有什么主要成分，主要作用是什么?

主要成分：当归、通草、麦芽、川芎、漏芦、穿山甲（醋炒）、白芍、木香、王不留行（炒）、地黄、黄芪、鹿角霜。

性状：本品为棕褐色的大蜜丸；味甜、微苦。

功能主治：益气补血，活络，下乳，用于产后气血亏损，乳汁不通，乳汁稀少。

用法用量：口服，每次 1 丸，每日 2 次。

规格：每丸重 9g。

注意事项：不宜与感冒药同时服用。乳腺炎患者，如症见乳汁不下伴有乳房红肿热痛者或乳汁突然减少，服药 4 天乳汁未增加，应去医院就诊。

组方原理：当归、川芎、白芍、地黄、鹿角霜温补阴血、黄芪益气补血，通草、麦芽、漏芦、穿山甲、王不留、木香通络祛瘀，全方补正而通络适用于产后缺乳虚证。

3. 涌泉散有什么主要成分，主要作用是什么?

主要成分：当归、穿山甲、王不留行、黄芪、川芎。

功能主治：养血，活血，补气，催乳。用于气血壅滞、化乳受阻的产后乳汁不通或量少，乳房硬痛拒按，胸闷暖气，少腹胀满等症。

用法用量：口服，每次 1 袋，每日 3 次，温黄酒或温开水冲服。若服后吃猪蹄汤更有效。

规格：每袋 3g。

注意事项：本品不宜常服。气血虚弱者不宜选用本方。

组方原理：本方用黄芪补气，当归、川芎养血，穿山甲、王不留通乳，全方祛瘀通乳力量较强。

4. 以上两方有何区别运用？

催乳丸主要用于气血虚弱型产后缺乳，涌泉散用于肝郁气滞型产后缺乳。

预防措施与调护

✚ 产后给予高蛋白、高热量、易消化及富含胶原蛋白饮食（如动物皮、筋类），忌辛辣酸咸，充分补充汤汁。不要太过油腻，饮食清淡，鼓励产妇少食多餐，多食用蔬菜、水果，多饮用汤汁。

✚ 保证产妇充足的睡眠、足够的营养以及愉快的心情，切忌抑郁，并充分休息。

✚ 鼓励母婴同室，及早哺乳，按需哺乳。使婴儿反复吸吮刺激乳头，加快乳腺排空，促进乳汁分泌。

✚ 孕期做好乳头护理，若乳头凹陷，嘱孕妇经常将乳头向外牵拉。常用肥皂擦洗乳头，防止乳头皲裂。

✚ 按摩乳房的方法，用双手（可以是丈夫或其他家人）手掌从乳房两侧的外围向乳晕方向抚按、压挤，用力要适中（皮肤微微泛红尚可），再按乳根穴位，每天 2 ~ 3 次。

✚ 药膳：当归猪蹄汤、猪蹄通草汤、猪骨通草炖豆腐、豆浆煮海带佛手汤。

小贴士

产后缺乳最好的治疗方式是早接触、勤吮吸。

母乳是婴儿最适宜、最全面的天然营养品。

（谢伟 唐瑶）

产后便秘

产后便秘中医概述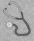

妇女产后饮食正常而大便秘结艰涩，数日不解，或排便时干涩疼痛，难以解出者，称为"产后大便难"，又称"产后便秘"、"产后大便不通"、"产后大便秘涩"。

用药知识问答

1. 中医如何治疗产后便秘？

本病多因分娩失血，营血津液骤亏，肠道失于濡润，"无水行舟"，以致肠燥便秘。病情以虚证居多。

2. 苁蓉通便口服液有什么成分？主要作用是什么？

主要成分： 肉苁蓉、何首乌、枳实（麸炒）、蜂蜜。辅料：甜菊糖。

性状： 本品为深棕色液体；味甜、微苦涩。

功能主治： 润肠通便。用于老年便秘，产后便秘。

规格： 10ml/ 支。

用法用量： 口服，一次 1 ~ 2 支（10 ~ 20ml），一日 1 次，睡前或清晨服用。

注意事项： 孕妇慎用；年青体壮者便秘时不宜用本药；服用本药出现大便稀溏时应立即停服；服药 3 天后症状未改善，或出现其他症状时，应及时去医院就诊。

组方原理： 方中何首乌滋补肝肾，润肠通便，为君药；肉苁蓉补肾阳、益精血、润肠通便，枳实行气导滞，共为臣药。蜂蜜益气补中，润肠通便，为佐药。诸药合用，共凑滋阴补肾、润肠通便之功。

3. 麻仁丸有什么成分？主要作用是什么？

主要成分： 火麻仁、苦杏仁、大黄、枳实（炒）、厚朴（姜制）、白芍（炒），辅料为蜂蜜。

性状： 本品为黄褐色的水蜜丸；味苦。

功能主治： 润肠通便。用于肠热津亏所致的便秘，症见大便干结难下、腹部胀满不舒；习惯性便秘见上述证候者。

规格： 塑料瓶，每瓶60g。

用法用量： 口服。水蜜丸一次6g，一日1～2次。

注意事项： 不宜在服药期间同时服用滋补性中药；有高血压、心脏病、肝病、糖尿病、肾病等慢性病严重者以及儿童、孕妇、哺乳期妇女、年老体弱者应在医师指导下服用；服药3天症状无缓解，应去医院就诊。

其他剂型： 麻仁丸（蜜丸）、麻仁滴丸、麻仁合剂、麻仁胶囊、麻仁软胶囊。

组方原理： 方中以质润多脂的麻仁润肠通便，故为君药。大黄通便泄热，杏仁降气润肠，白芍养阴和里，均能加强君药的作用，故为臣药。枳实、厚朴下气破结，加强降泄通便之力，共为佐药。诸药相合，共凑润肠通便之功。

4. 以上介绍的两种药物治疗产后便秘有什么区别？如何选用呢？

两药都属润肠通便之中成药。苁蓉润肠口服液功效润肠通便，症见大便数日不解，或便时干燥难下，舌淡，脉细弱；麻仁丸润肠通便的同时兼有行气泄热之功效，对于产后大便干结，小便黄，面红身热，或兼有腹胀痛，口干口臭，舌红苔黄或黄燥，脉滑数者。

预防措施与调护

➕ 产后饮食有节，忌辛辣厚味。

➕ 养成良好的排便习惯。

➕ 产妇产后应及早活动，促进肠蠕动。

➕ 注意饮食结构，多食蔬菜和水果，多饮水。

➕ 按摩法：用双手各一指以适当的压力按迎香穴 5 ~ 10ml，或将手指向四周移动扩大面积，可使肠蠕动加快。

➕ 好吃又简单的药膳食疗方

➕ 蜂蜜饮：清晨口服时饮蜂蜜一大勺，后饮温水一大杯，用于便秘轻者。

➕ 润肠粥：黑芝麻炒熟，研细末每日早晚各 20g，用开水冲服或蜂蜜调服。

➕ 黑芝麻、胡桃、松子仁等分，研碎加白糖或蜂蜜适量和服。

➕ 香油 25g，白糖 1 匙，白开水搅匀 1 次服。

小贴士

产后便秘会增加子宫脱垂等疾病的风险，应及时诊治。

（谢伟　孙凡）

产后关节痛

案例叙述

1. 小张，26岁，2年前因产后受凉而全身疼痛，最突出的是怕凉，夏天再热也不能吹空调，洗手也不能用凉水，去看医生说是月子没做好，得了产后关节痛。

2. 小李，28岁，生产后孩子还没满月，因为琐事跟婆婆生气，自己跑出去，吹了风，回家就开始浑身疼痛，全身又痒又疼，非常痛苦。月嫂跟她说这是得了产后风，中草药治疗这个病效果好，要用药把汗发出来，就好了。

产后关节痛中西医概述

产褥期间出现肢体关节酸楚、疼痛、麻木、沉重感者，称为"产后关节痛"。本病发生于产后，中医称为"产后身痛"、"产后痹症"、"产后遍身痛"。主要症状有全身肌肉关节麻木、疼痛、怕风、怕冷，部分患者尚有头痛、头晕、眼眶疼痛、眼睛干涩或多泪等证候。诊断要点：本病的特点是产后肢体酸痛、麻木、重着，局部无红、肿、灼热。看上去很像风湿病，但患病关节、肌肉无红肿，红细胞沉降率、抗链球菌"O"以及类风湿因子等常见的风湿病化验指标多正常，使用常规抗风湿药物也无效果。现代医学认为本病的发生多跟内分泌、免疫、缺钙、体力消耗过大有关。常诊断为"关节炎"、"关节疼痛原因待查"等，无具体药可以用。生产过程中造成的伤口疼痛，产后宫缩痛不在本病范畴。

中医认为本病的发生主要是由于产后气血亏虚,经脉失养或素体肾亏,胞脉失养,以及产后营卫失调，腠理不密，感受风寒湿邪，使气血运行受阻所致。主要分以下几种情况：

⊕ **血虚：**产时失血过多，或产后气血亏损，筋脉关节失于濡养，以致肢体麻木，肢体关节酸痛。

⊕ **肾虚：**素体肾亏，因产伤精血俱虚，胞脉失养，以致腰脊酸痛，腿膝乏力。

⊕ **血瘀：**产后恶露不畅，瘀血留滞经络，气血运行受阻而致身痛。

➕ **感邪**：产后气血虚弱，营卫不和，腠理不密，若因起居不慎，风寒湿三邪乘虚而入，留着经络、关节，使气血运行受阻，瘀滞而作痛。

用药知识问答

 1. 中医如何治疗产后关节痛？

中医治疗产后关节痛依然遵循中医辨证论治的理论分型论治，不能不分证候随意用药发汗或是止痛。主要辨证气血虚弱、肾气虚、血瘀、感受外邪等证候。尽管要分型辨证论治，但是中医还强调产妇产后多虚多瘀的特点，临床上用药要时时不忘顾护气血。例如，即使是感受风寒湿邪，用祛风除湿药物，也不要药力过猛，要"衰其大半而止"、"中病即止"，后期要注意祛风除湿辅以补益气血，不可过于辛散驱邪，以防损伤正气，造成更加虚弱，更易感受外邪。另外即使是虚证补益也不可太过温补滋腻，因为产后气血大虚，气虚行血不畅易形成瘀滞，所以补益气血同时不忘行气化瘀，使得气血得补，瘀滞得除。即"产后多虚多瘀"，选方用药要注意"补益不留瘀，驱邪勿伤正"。

2. 生化丸有什么主要成分，主要作用是什么？

主要成分：当归、川芎、桃仁、干姜（炒炭）、甘草。

性状：本品为棕褐色的水蜜丸；气微香，味微辛。

功能主治：养血祛瘀。用于产后受寒恶露不行或行而不畅，夹有血块，小腹冷痛。产后身痛病属血瘀症者。

规格：每袋9g。

用法用量：口服，一次9g（1袋），一日3次。

注意事项：忌生冷及油腻难消化的食物。本药药性偏温，若产后血热而有瘀滞者，则非本方所宜。

组方原理：本方中当归可以养血补血，活血化瘀生新，川芎可以行血、活血，而桃仁则可以破血化瘀，炮干姜入血散寒，温经止痛。全方功养血补血，温经散寒，活血祛瘀止恶露。

3.独活寄生丸有什么主要成分，主要作用是什么？

主要成分：独活、桑寄生、防风、秦艽、肉桂、华细辛、川芎、当归（酒制）、白芍、杜仲（盐水制）等15味。

性状：本品为棕黑色的水蜜丸；味微甘而辛、麻。

功能主治：养血舒筋，祛风除湿。用于风寒湿痹，腰膝冷痛，屈伸不利。本方用治产后肢体关节疼痛、冷痛、剧痛、畏寒、恶风、关节肿胀、麻木疼痛者。

规格：每丸重0.07g。

用法用量：口服，一次6g，一日2次。

注意事项：严重心、肝、肾功能损害者慎用。

组方原理：方中用独活、桑寄生祛风除湿，养血和营，活络通痹为主药；牛膝、杜仲、熟地黄补益肝肾，强壮筋骨为辅药；川芎、当归、芍药补血活血；人参、茯苓、甘草益气扶脾，均为佐药，使气血旺盛，有助于祛除风湿；又佐以细辛以搜风治风痹，肉桂祛寒止痛，使以秦艽、防风祛周身风寒湿邪。各药合用，是为标本兼顾，扶正祛邪之剂。对风寒湿三气着于筋骨的痹证，为常用有效的方剂。

4.生化丸和独活寄生丸两种药如何鉴别使用？

生化丸能养血活瘀，主要用于产后受寒伴有恶露不行或行而不畅，夹有血块，小腹冷痛，产后身痛病属血瘀症者，产后血虚受寒导致瘀滞者适用。独活寄生丸祛风除湿力量较强，主要用于用于产后感受风寒湿邪，腰膝冷痛，屈伸不利，产后肢体关节疼痛、冷痛、剧痛、畏寒、恶风、关节肿胀、麻木疼痛寒湿偏重者。前者重在养血温经活血，后者祛风除湿力量强。

预防措施与调护

 保暖：由于产后肌肉等软组织失于濡养，处于相对虚弱状态，需要充足的循环血液来修复受损的肌肉等软组织，而保暖可以促进血液循环，增强肌肉的新陈代谢。可以多洗热水澡；穿衣以不冷不出汗为准。

➕ 营养要均衡合理，不要过度大补，也不要饮食单一，更不要多食寒凉之品。

➕ 锻炼：对于产褥期妇女早期锻炼是非常必要的。锻炼可以促进血液循环，可以增强体质。

小贴士

产后通风换气很重要，通风换气时产妇不要当风直吹。

（马秀丽　唐瑶）

外阴硬化性苔藓

外阴硬化性苔藓

案例叙述

　　刘阿姨，今年 64 岁，绝经 14 年，无糖尿病、高血压史。近一年一直外阴瘙痒，有时夜间因瘙痒影响睡眠，去医院检查示：外阴黏膜色素脱失，黏膜变厚，萎缩，无分泌物，做活检病理示：鳞状上皮增生，棘层肥厚，表明角化过度，浅层真皮小毛细血管扩张。经医生诊断为外阴硬化性苔藓。

外阴硬化性苔藓中西医概述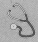

　　外阴硬化性苔藓是以外阴、肛周皮肤萎缩变薄为主的皮肤疾病。病变主要侵犯阴蒂及其包皮、小阴唇、阴唇后联合及肛周，是最常见的外阴白色病变。本病以皮肤萎缩为特症，至今皮肤科医师仍称此病为"硬化萎缩性苔藓"。临床表现为外阴瘙痒、性交痛及烧灼样感或疼痛。病变多对称分布，可累及外阴、会阴及肛周。早期皮肤红肿，出现粉红或象牙白色丘疹，丘疹融合成片后呈紫癜状。进一步发展，皮肤和黏膜变白、变薄、皱缩、弹性差，常伴皲裂和脱皮，外阴萎缩，小阴唇变小或消失，大阴唇变薄，阴蒂萎缩与其包皮粘连。晚期皮肤菲薄皱缩似卷烟纸，阴道口挛缩狭窄，严重者排尿困难，尿液浸渍外阴菲薄皮肤，造成糜烂和刺痛。本病可发生于任何年龄，以绝经期和青春期多见，其次为幼女。

　　中医认为本病属于"阴痒"、"阴疮"、"阴蚀"等范围，本病的发生与肝、脾、肾有关。肝脉绕阴器，肝为风木之脏，主藏血及疏泄；脾生化气血，主肌肉；肾藏精，开窍于二阴。若肝肾不足，精血亏虚，阴部肌肤失养；或者肝血不足，血虚风燥，肌肤失荣失养，则皮肤瘙痒，因为肝经绕阴器，故易阴痒。脾虚气血化源不足，阴部失荣；或脾肾阳虚，阴部肌肤失煦，或阴寒凝滞，阴部气血失和，引起阴部变白萎缩，阴部瘙痒。

用药知识问答

1. 外阴硬化性苔藓中医怎么治疗？

中医对本病有内服、外洗以及针灸、穴位注射等治疗方法。本病的发生与肝、脾、肾有关。内治分肝肾阴虚及肝肾阳虚，脾肾阳虚及血虚化燥型。外洗方以补肾除湿止痒为主，有经验方：淫羊藿，白花蛇舌草，蒺藜，当归，川断，白鲜皮，硼砂用于肝肾阴虚者。艾叶，川椒，硼砂，马齿苋，当归用于脾肾阳虚者。

2. 六味地黄丸有什么主要成分，主要作用是什么？

主要成分：熟地黄、酒萸肉、牡丹皮、山药、茯苓、泽泻。

性状：本品为棕褐色或亮黑的浓缩丸；味微甜、酸，略苦。

功能主治：滋阴补肾。用于肾阴亏损，头晕耳鸣，腰膝酸软，骨蒸潮热，盗汗遗精。本病肝肾阴虚证可应用此药。

规格：每 8 丸重 1.44g（每 8 丸相当于饮片 3g）

用法用量：口服。一次 8 丸，一日 3 次。

注意事项：忌辛辣食物。不宜在服药期间服感冒药。服药期间出现食欲不振，胃脘不适，大便稀，腹痛等症状时，应去医院就诊。

组方原理：本方重用熟地滋阴补肾，填精益髓，为君药。山茱萸补养肝肾，并能涩精，取肝肾同源之意，山药补益脾阴，亦能固肾，共为臣药。三药配合，肾肝脾三阴并补，是为三补，但熟地黄用量是山萸肉和山药之和，故仍以补肾为主。泽泻利湿而泄肾浊，并能减熟地黄之滋腻，茯苓淡渗脾湿，并助山药之健运，与泽泻共泻肾浊，助真阴得复其位，丹皮清泄虚热，并制山茱萸之温涩。三药称为三泻，均为佐药。六味合用，三补三泻，其中补药用量重于泻药，是以补为主，肝脾肾三阴并补，以补肾阴为主。同时补药的用量大于泻药的用量，以补为主。主要用于肾阴虚引起的腰膝酸软、头晕耳鸣、手脚心发热、遗精盗汗等症状，经过历代医家的验证，临床疗效显著，从而留传至今，被誉为"补阴方药之祖"。

3. 金匮肾气丸有什么主要成分，主要作用是什么？

主要成分：地黄、山药、山茱萸（酒炙）、茯苓、牡丹皮、泽泻、桂枝、附子（制）。辅料为蜂蜜。

性状：本品为黑褐色的水蜜丸；味酸、微甘、苦。

功能主治：温补肾阳，化气行水。用于肾虚水肿，腰膝酸软，小便不利，畏寒肢冷。本病阳虚证可用此药。

规格：每 100 粒重 20g。

用法用量：口服，一次 20～25 粒（4～5g），一日 2 次。

注意事项：忌房欲、气恼。忌食生冷物。

组方原理：方中地黄、山茱萸补益肾阴而摄精气；山药、茯苓健脾渗湿，泽泻泄肾中水邪；牡丹皮清肝胆相火；桂枝、附子温补命门真火。诸药合用，共成温补肾气之效。本方是补肾阳代表方，中医认为：肾中阳气为人体阳气之根，为生命之火，又称为少火，本方中补阳的主药附子、肉桂均取少量，而辅以六味地黄大队补阴药，一是取"少火生气"之意，以鼓舞肾气，而壮火则会食气；二是本着阴阳互根的原理，"孤阴不生，独阳不长"，"善补阳者必于阴中求阳，则阳得阴助，而生化无穷"。"火不可亢，亦不可衰"。

 4. 上述两药有何区别，临床如何运用？

如前所述外阴硬化性苔藓的发生、发展与肝脾肾三脏关系密切，最主要责之于肾，六味地黄丸适用于肾阴虚兼血虚化燥者，而金匮肾气丸适用于肾阳虚者。

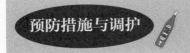

本病病因不清，症状以外阴瘙痒为主。一般治疗，保持外阴清洁干燥，禁用刺激性大的药物或肥皂清洗外阴，忌穿不透气的化纤内裤，不食辛辣和过敏食物。出现阴痒症状及时就诊明确病因，不要过度搔抓刺激外阴。另外注意情绪调整，心平气和，如果长期肝气郁滞，必将影响肝的疏泄功能，肝经气血运行失调，肝肾精亏，肝郁伤脾，肝脾肾功能失调易引起阴部发生病变。

小贴士

外阴硬化性苔藓的诊断不应只根据症状和体征，确诊要靠组织病理学检查。

（马秀丽　唐瑶）

外阴瘙痒

> **案例叙述**　年轻的陈女士今年已是第五次来妇科门诊看病了，她平常最爱清洁、讲卫生，生活也十分检点，可外阴瘙痒就是特别爱光顾她，使她有苦难言。经过与医生详细交谈，陈女士才知，原来是自己常穿紧身涤纶三角裤，还喜欢用卫生护垫惹的祸。原来紧身的涤纶三角裤，透气性能差，阴部的汗液蒸发不出去，和阴道、尿道的分泌物混在一起，若未及时清洗，容易引起阴部感染或者涤纶纤维刺激皮肤而导致外阴瘙痒。

外阴瘙痒中西医概述

外阴瘙痒是妇科疾病中很常见的一种症状，指妇女外阴部瘙痒，坐卧不宁，或伴有带下增多，称为"阴痒"。外阴瘙痒多发生于阴蒂、小阴唇，也可波及大阴唇、会阴和肛门周围。因其部位特殊、瘙痒难忍、痛楚很大，常影响妇女的学习、生活和工作。

中医学认为外阴瘙痒的病因病机多为湿热下注。《景岳全书·妇人规》中云："妇人阴痒……多由湿热所化。"内因肝肾阴虚，化燥生风；或肝经郁热、脾虚失运，湿热下注；外因感受热毒，或湿浊蕴结、化毒生虫，伤及任带，任脉失固，带脉失约而致外阴瘙痒，也可伴有带下量多，色、质、气味异常。

阴道炎、外阴炎、外阴白色病变等病证以"外阴痒"为主证时都可辨病为外阴瘙痒病，本病多与炎症刺激；不良卫生习惯；慢性外阴营养不良；药物或化学品的刺激有关。

外阴局部疾病：外阴局部出现了疾病，例如，非淋病性尿道炎、淋病、霉菌性或滴虫性阴道炎、阴虱、癣、疥疮、萎缩性角化苔癣、黏膜白斑病、接触性皮炎、蛲虫病、子宫颈炎等。女性儿童肛门瘙痒一般都是因为蛲虫造成的，一般都会在夜间加重。另外，肛门瘙痒经常都会波及外阴造成瘙痒，大汗腺痒疹、汗腺毛囊角化病也能够造成严重的外阴瘙痒。

➕ **外界刺激**：有时候长期服用避孕药、内裤摩擦、月经的刺激等也能够造成外阴瘙痒。没有注意外阴卫生，阴道分泌物、汗液等刺激；潮湿、浸渍、化纤内裤、毛糙的卫生纸的刺激；外阴和阴道内用药造成过敏、常用肥皂洗外阴等都可以造成外阴瘙痒。

➕ **精神因素**：忧郁、紧张、忧虑、烦躁的时候常常感觉到外阴瘙痒，并且还会越抓就越痒。

➕ **全身性疾病**：糖尿病、贫血、皮肤病、肝胆疾病、肾脏疾病、白血病、红细胞增多症、淋巴瘤等病不单有全身瘙痒，还会常常合并外阴瘙痒。据统计，500 例女性糖尿病患者里面 3.4% 有局限性外阴瘙痒。

➕ **特发性外阴瘙痒症**：没有明确的原因，和情绪干扰或者一些轻微刺激有关系。

➕ **饮食因素**：食物里面缺乏铁、维生素 A、维生素 E、维生素 B_2、脂肪等，进而让外阴皮肤变得干燥引起瘙痒。

➕ **外阴瘙痒的症状**：外阴瘙痒症状有阵发性发作和持续性发作两种情况。夜间较重，病因不清的外阴瘙痒一般仅发生在生育年龄或绝经后妇女身上，多波及整个外阴部，也可能仅局限于某部或单侧外阴，局部皮肤和黏膜外观正常，或仅因搔抓过度而出现的抓痕。

➕ **检查**：必要时可行分泌物检查，根据临床也可行局部组织活检作病理检查。

治疗方法主要有：

➕ **局部用药**：使用有止痒作用的洗剂、膏霜等。如炉甘石洗剂、苯海拉明软膏、皮质醇类软膏等。

➕ **局部封闭或穴位注药**：如皮质醇激素、维生素 B_{12}、盐酸异丙嗪片等。

➕ **针对病因治疗。**

用药知识问答

1. 治疗外阴瘙痒病中医的历史沿革和历代医家看法？

外阴瘙痒是妇科常见病。《肘后备急方》首次记载了治疗"阴痒汁出"、"阴痒生疮"的方药。隋·巢元方详细论述了阴痒的病因病机，内为脏气虚，外为风邪虫蚀所为。

薛己总结妇人阴痒属肝经所化，有肝脾郁怒，肝脾气虚，湿热下注等证候，分别以龙胆泻肝汤、逍遥散、归脾汤等加减治疗，外用以雄黄等杀虫。明·张三锡主张"阴中痒，亦是肝家湿热，泻肝汤妙"，同时又指出"瘦人燥痒属阴虚"，为后人从阴虚血燥生风治疗阴痒提供了依据。

 ## 2. 外阴瘙痒证为什么多用外用药？外用药的优点及注意事项？

外阴瘙痒病处位于外阴，由于女性外阴解剖结构上的特殊性，形成了女性外阴病的许多特点：由于女性外阴部接近尿道、阴道和肛门，经常受尿、粪便和阴道分泌物的浸渍和摩擦损伤，很容易发生各种皮肤和黏膜病。

外用药可以直达患处，使药物直接作用于外阴，达到杀虫止痒、消肿散结、化腐排脓、生肌收口等效果。

 ## 3. 冰硼散有什么成分？主要作用是什么？

主要成分：冰片、硼砂（煅）、朱砂、玄明粉。

性状：本品为粉红色的粉末；气芳香，味辛凉。

功能主治：清热解毒，消肿止痛。用于热毒蕴结所致的咽喉疼痛，外阴肿痛，口舌生疮。具有清热解毒，消肿止痛之功能。

注意事项：本品为治疗热毒蕴结所致的外阴瘙痒可用，若病属虚火上炎者慎用；本品含有辛香走窜、苦寒清热之品，有碍胎气，孕妇慎用；服药期间饮食宜清淡，忌食辛辣、油腻食物，戒烟酒，以免加重病情；本品含朱砂有小毒，不宜长期大剂量使用，以免引起蓄积中毒；本方外用治阴痒搔后流水，红肿疼痛，生疮流脓者。

4. 珍珠散有什么成分？主要作用是什么？

主要成分：石决明（煅）、龙骨（煅）、白石脂（煅）、石膏（煅）、珍珠、人工麝香、冰片。

性状：本品为白色的粉末；气香。

功能主治：祛腐生肌，收湿敛疮。用于痈疡溃烂，流脓溢水，新肉不生，久不收口。

规格：每瓶装 1.5g。

用法用量：取药粉适量，敷患处。

注意事项：肿疡未溃者禁用；溃疡脓腐未尽，不可早用；孕妇慎用；忌食辛辣、油腻、海鲜等食物；本品为外用药，不可内服；运动员慎用。

 ## 5. 炉甘石洗液有什么成分？主要作用是什么？

主要成分：炉甘石洗剂一般为 5% ~ 10% 水混悬液（洗剂），亦有用油膏者。主要成分为碳酸锌，尚含少量氧化钙 0.27%，氧化镁 0.45%，氧化铁 0.58%，氧化锰 0.01%。有的尚含少量钴、铜、镉、铅等。

功能主治：具有收敛、保护和吸收少量渗出液作用。可抑制局部葡萄球菌生长。能部分吸收创面分泌液，有收敛、保护作用。

用法用量：炉甘石洗剂有抗菌止痒收敛的作用。在使用前必须先用力摇晃使之形成均匀的浑浊液，用清水清洗外阴后，再用炉甘石洗液涂在患处，涂抹要均匀，液体干后无需水洗。2 ~ 3 次每日。

 ## 6. 上述几种药如何区别应用？

冰硼散有清热解毒作用，主要用于治疗外阴瘙痒，生疮流脓属于热毒蕴结证表现红肿热痛明显者；珍珠散一般用于外阴有溃疡，脓腐快尽，新肉不生，久不收口时候，起到祛腐生肌，收湿敛疮，促进伤口愈合作用；炉甘石洗剂一般用于创面有渗出时候，起到抗菌止痒，收敛保护创面作用。

预防措施与调护

➕ 增强体质，保持外阴部清洁，及时更换内裤。

➕ 避免滥用抗生素及不必要的阴道冲洗，恢复阴道正常环境和自洁能力，避免复发。

➕ 瘙痒者避免肥皂水烫洗，及搔抓等强烈刺激损伤。

➕ 生活规律，保持心情舒畅。

小贴士

外阴瘙痒病因复杂，要先明确病因及诊断后再行中医药治疗。

（马秀丽 王浩）

前庭大腺炎

案例叙述

1. 小郭今年大四，正准备考研，今天突然发现一侧大阴唇有肿块，拇指大小，用手按压时会有轻微疼痛感，走路和坐着时会感到肿胀。去医院被诊断为"前庭大腺炎"。

2. 章女士，今年41岁，最近几天吃了好几次火锅，今天起床突然觉得外阴一侧肿胀、疼痛，甚至行走困难，量体温38.5℃，头痛，口干口苦，小便黄，去医院检查见右大阴唇下段肿胀如鸡蛋，潮红，热感，触痛明显，有波动感。医生诊断为前庭大腺炎。

前庭大腺炎中西医概述

前庭大腺位于两侧大阴唇后部，腺管开口于小阴唇内侧靠近处女膜处，因解剖部位的特点，在性交、分娩或其他情况污染外阴部时，病原体容易浸入而引起炎症。前庭大腺炎为多种病原体感染而发生的炎症，如未得到及时治疗，造成急性化脓性炎症。急性前庭大腺炎多见于一侧，发病时首先侵犯腺管，呈急性化脓性炎症变化，局部有红、肿、热、痛，即患侧外阴部肿胀，灼热感，疼痛剧烈，有时有坠胀及大小便困难的感觉。腺管口往往因肿胀或渗出物凝集发生阻塞，脓液不能外流形成脓肿，称前庭大腺脓肿。

本病属中医"阴疮"、"阴肿"范畴。主要是热毒炽盛，或寒湿凝滞，侵蚀外阴部肌肤所致，分热毒蕴结和寒凝痰瘀两种证型。若因经期、产后不注意摄生调护，性交不洁等因素，致使湿热毒邪乘机侵袭阴部，与气血相搏，湿毒蕴结，蒸腐气血则可成脓。阴部为足厥阴肝经所过，病机主要为湿毒瘀蕴结肝经所致。其治宜清热解毒，利湿排脓，行气活血消肿。用仙方活命饮或五位消毒饮。若经行产后，摄生不慎，寒邪入侵，凝滞气血，瘀积内陷于阴户；或平素阳虚，水湿不运，痰湿内生，阻滞气机，气滞血瘀，痰瘀凝结成块，形成阴茧。宜温经散寒，涤痰化瘀，方用阳和汤。

用药知识问答

1. 中医如何治疗"外阴前庭大腺炎"？

✛ **未成脓期：** 中医此期辨证属邪热壅盛，采用消法，治以清热消痈为主，可予仙方活命饮或五味消毒饮加减。此时中药外敷对本病有积极作用，临床多用清热解毒药物敷于患处。此期因为邪热壅于外阴，故一般不主张热敷，温度在 20 ～ 25℃为佳。外敷药物有金黄散、双柏散等，用蜂蜜调敷并固定。中药外洗也是中医治疗本病的一大特色。临床上常用中药如蛇床子散加减，煎水坐浴代替呋喃西林等消毒剂，不但可以起到抗菌预防感染的作用，同时可以清热解毒，行气活血，改善局部微循环，加速炎症吸收，从而加快痊愈时间。

✛ **成脓期：** 应及时采取脓肿切开引流及造口术。中医常认为此期证属热毒炽盛，因热盛肉腐而酿脓，采用托法，故常予透脓散加减，以托里透脓，去毒生新。

✛ **恢复期：** 患者经过正邪交争后，虽邪已去，但正气亦受损，故患者常表现为脾胃虚弱、气阴两虚，如出现乏力、纳差、烦渴、失眠多梦等症状。故此期中医常用补脾健胃、益气养阴之法调理善后。饮食疗法在此期有重要作用。如见乏力、纳差等脾胃虚弱之症可用西洋参或黄芪加白术、白扁豆炖汤饮用以补脾健胃；如见烦渴、失眠多梦等气阴两虚之证可用芦根、太子参代茶饮以清热益气养阴。如时值炎夏还可嘱患者多食绿豆汤或薏米粥等清热去湿之品，以防外邪内侵；并应多食清淡饮食，少食肥甘炙煿之品，以防热邪内生。

2. 连翘败毒丸有什么主要成分、主要作用是什么？

主要成分： 连翘、金银花、苦地丁、天花粉、黄芩、黄连、大黄、苦参、荆芥穗、防风、白芷、羌活、麻黄、薄荷、柴胡、当归、赤芍、甘草。

性状： 本品为黄褐色的水丸；气微，味苦。

功能主治： 清热解毒，散风消肿。用于脏腑积热，风热湿毒引起的疮疡初起，红肿疼痛，憎寒发热，风湿疙瘩，遍身刺痒，大便秘结。

规格： 每 100 粒重 6g。

用法用量： 口服，一次1袋（6g），一日2次。

注意事项： 孕妇禁用。忌烟、酒及辛辣食物。不宜在服药期间同时服用滋补性中药。高血压、心脏病患者慎服。有糖尿病、肝病、肾病等慢性病严重者应在医师指导下服用。服药3天症状无缓解，应去医院就诊。儿童、年老体弱者应在医师指导下服用。对本品过敏者禁用，过敏体质者慎用。本品性状发生改变时禁止使用。儿童必须在成人监护下使用。请将本品放在儿童不能接触的地方。如正在使用其他药品，使用本品前请咨询医师或药师。

组方原理： 方中用连翘、银花、地丁、黄连、黄芩、大黄、苦参清热解毒泻火除湿，麻黄、薄荷、柴胡、白芷发表解郁，当归、赤芍行气活血，荆芥穗、防风消风散肿，共凑清热解毒消风散肿之功效。

3. 小金丹有什么主要成分，主要作用是什么？

主要成分： 白胶香、草乌、五灵脂、地龙、木鳖（制末）、没药、归身、乳香、人工麝香、墨炭（陈年锭子墨，略烧存性，研用）。

性状： 本品为黑褐色的糊丸；气香，味微苦。

功能主治： 散结消肿，化瘀止痛。用于阴疽初起，皮色不变，肿硬作痛，多发性脓肿，瘰疬，瘰疬，乳岩，乳癖。

规格： 每袋重0.6g。

用法用量： 口服。一次1.2～3g，一日2次；小儿酌减。

注意事项： 孕妇禁用；过敏体质者慎用；运动员慎用。

药物相互作用： 丸内有五灵脂，不可与参剂同服。

组方原理： 方中用草乌逐寒湿，通经络，开顽痰；当归、麝香、地龙温经养血，开通经络；五灵脂、乳香、没药活血祛瘀，消肿定痛；白胶香调气血，消痛疽；木鳖子祛皮里膜外凝结之痰毒，消结肿，恶疮；墨炭消肿化瘀；糯米以养胃气，酒服以助药势，使诸药速达病所。全方共奏化痰祛湿，祛瘀通络之功。

4. 以上几种药治疗外阴前庭大腺炎病有什么区别？如何选用？

连翘败丸主要用于热毒蕴结者，症见外阴一侧红肿疼痛，灼热结块，拒按，或破溃益脓，带下量多，色黄臭秽甚或恶寒发热，口渴咽干，心烦易怒，大便秘结，小便黄。小金丹主要用于寒凝痰结证，症见外阴一侧结块肿胀，疼痛缠绵，皮色不变，经久不消等阳虚不足之表现。

预防措施与调护

➕ 保持外阴清洁、干燥，尤其是经期、孕期、产褥期。

➕ 避免长期穿着紧身裤子。

➕ 及时治疗阴道炎。

➕ 治疗期间饮食宜清淡，多吃有营养易消化的食物；忌食辛辣、油炸、温热食物；忌食海鲜等发物；类水产品都属于发物，食用不利于炎症消退；忌食甜腻厚味食物。

➕ 情志护理：由于外阴部的疼痛不适会影响患者的生活和工作而成为患者的心理负担，患病部位处于隐秘部位，有些患者往往因为害羞或恐惧手术不能及时就医而加重病情等。针对患者焦虑心理给予温暖细致的关心和体贴，促进患者疼痛减轻或缓解，增加舒适感。加强护患沟通与交流，告知其早期治疗的有利因素，帮助患者积极配合治疗护理，促进疾病早日治愈。

小贴士

如前庭大腺炎脓肿已形成时，则应及时手术治疗。

（谢伟 唐瑶）

阴道炎

案例叙述

1. 28 岁的张小姐，已婚，是位公司白领，喜欢川菜，最近她经常加班、出差，疲惫不堪。本次月经时出现外阴又红又肿，起初她还以为是对卫生巾过敏，可是月经干净后外阴仍然红肿、瘙痒难忍，尤其晚上，更是坐立不安，阴道分泌物增多，呈豆腐渣样；她又分别用淡盐水、花椒水洗外阴处，效果都不好，外阴被她抓挠的几乎要破溃出血，张女士实在无法忍受，去医院妇科检查，被医生告知得了念珠菌性阴道炎。

2. 76 岁的赵女士是位教师，现在离休在家。她已经绝经 28 年，非常注意个人卫生，但近几天内裤总是有点不干净，有少量淡黄色分泌物，阴道干涩，因为有反复泌尿系感染的病史，医生建议她检查妇科炎症，结果被妇科医生告知得了老年性阴道炎。

阴道炎中西医概述

阴道炎症是妇科最常见疾病，各个年龄均可发病，原因是阴道的"自净作用"遭到了破坏。根据致病的病原体的不同，阴道炎分为滴虫性阴道炎、阴道假丝酵母菌病、细菌性阴道病、萎缩性阴道炎。

滴虫性阴道炎是由于感染阴道毛滴虫引起的阴道炎症。患者常出现外阴、阴道口瘙痒，阴道分泌物增多，呈稀薄脓性、黄绿色、泡沫状、有臭气，常伴有阴道灼热、疼痛、性交痛等。

阴道假丝酵母菌病，也称为霉菌性阴道炎、念珠菌性阴道炎，是由假丝酵母菌引起的阴道炎症。患者常出现外阴瘙痒、灼痛，部分患者阴道分泌物增多，呈白色豆腐渣样或凝乳状。

细菌性阴道病是由于阴道内正常菌群失调导致的一种混合感染，以厌氧菌感染为主。10% ~ 40% 的患者无临床症状，有症状者主要表现为阴道分泌物增多，有腥臭味，可伴有轻度外阴瘙痒。

萎缩性阴道炎是由于卵巢功能下降，雌激素水平降低，阴道黏膜萎缩，导致阴道局部抵抗力降低，其他致病菌过度繁殖或感染而引起的炎症。常见于自然绝经的女性，称之为老年性阴道炎；或卵巢去势后女性，如卵巢手术、盆腔放射治疗、闭经等。患者常表现为外阴灼热不适，瘙痒及阴道分泌物增多。

阴道炎在中医多诊断为带下病、阴痒。历代医家认为带下病的病因是以"湿邪"为患，伤及任、带二脉，使任脉不固、带脉失约。湿有内外之别。外湿指外感湿邪，如经期涉水淋雨，感受寒湿，或产后胞脉空虚，摄生不洁，湿毒邪气乘虚内侵胞宫，损伤任、带二脉引起带下病；内湿者多为脾虚运化失职，水湿内停，或肾阳不足，命门火衰，水湿不化，或肾虚封藏不固，精液下滑，或肝经湿热下注而损伤任带二脉引起带下病。

用药知识问答

1. 中医如何治疗阴道炎？

根据带下的量、色、质、气味，参考全身症状及舌脉加以辨其寒热虚实。带下色黄、或赤，质黏稠，有臭味，多属实、属热；带下色白、或淡黄，质稀，无味或有腥味，多属虚、属寒；量多色白或淡黄，无臭气，多为脾虚；带下量多色白，质清稀如水，无臭气，多为肾阳虚；带下色黄量多，质黏稠，有臭气，或如泡沫状，或色白如豆腐渣状，多属湿热；带下量多黄绿如脓，或浑浊如米泔，质稠，臭秽难闻，多属湿毒。

在治疗上，虚者补虚止带，实者清热除湿；治脾宜升、宜燥、宜运；治肾宜补、宜固、宜涩；湿热者宜清、宜利。必要时配合外治法。分为脾虚证、肾虚证、阴虚挟湿证、湿热下注证和湿毒蕴结证。

2. 妇科千金片有什么成分？主要作用是什么？

主要成分：千斤拔、金樱根、穿心莲、功劳木、单面针、当归、鸡血藤、党参。

性状：薄膜衣片，除去包衣后显灰褐色；味苦。

功能主治：清热除湿，益气化瘀。用于湿热瘀阻所致的带下病、腹痛，症见带下量多、色黄质稠、臭秽，小腹疼痛，腰骶酸痛，神疲乏力；慢性盆腔炎、子宫内膜炎、慢性宫颈炎见上述证候者。

包装：PVC 硬片、铝塑泡罩包装，18 片 ×4 板／盒。

用法用量：口服。一次 6 片，一日 3 次。

注意事项：① 伴有赤带者，应去医院就诊；② 服药 2 周症状无缓解，应去医院就诊。

其他剂型：妇科千金颗粒：一次 1 袋，一日 3 次；妇科千金丸：一次 1 袋，一日 3 次；妇科千金软胶囊：一次 3 粒，一日 3 次。

组方原理：方中千斤拔、功劳木清热解毒，燥湿止带，共为君药；单面针、穿心莲清热解毒、凉血消肿、燥湿止带，为臣药；党参益肾健脾，促进水湿运化而止带；鸡血藤、当归养血活血、祛风胜湿；金樱根固精止带，共为佐药。诸药相合，共凑清热除湿、益气化瘀止带之功。

3. 千金止带丸有什么成分？ 主要作用是什么？

主要成分：党参、白术（炒）、当归、白芍、川芎、香附（醋炙）、木香、砂仁、小茴香（盐炒）、延胡索（醋炙）、杜仲（盐炒）、续断、补骨脂（盐炒）、鸡冠花、青黛、椿皮（炒）、牡蛎（煅）。

性状：黑色水丸；气微香，味涩、微苦。

功能主治：健脾补肾、调经止带。用于脾肾两虚所致的月经不调、带下病，症见月经前后不定期、量多、色淡无块，或带下量多、色白清稀、神疲乏力、腰膝酸软。

规格：每 100 粒重 6g。

用法用量：口服。一次 6 ~ 9g，一日 2 ~ 3 次。

注意事项：① 伴有赤带者，应去医院就诊；② 服药 1 个月症状无缓解，应去医院就诊。

组方原理：方中党参补气健脾，白术益气健脾，燥湿止带；杜仲、续断、补骨脂补肾助阳，固冲止带，共为君药。当归、白芍、川芎、延胡索养血活血，调经止带；香附、木香、小茴香舒肝理气，调经止痛，七药调补气血、调经止痛，为臣药。青黛清热解毒，以除留恋之邪，鸡冠花、椿皮清热燥湿，收涩止带，煅牡蛎收涩固经止带，砂仁和胃健脾，行气化湿，共为佐药。诸药相合，共凑健脾益肾、行气和血、调经止带之功。

4. 固经丸有什么成分？主要作用是什么？

主要成分： 龟甲（制）、黄柏（盐炒）、黄芩（酒炒）、椿皮（炒）、香附（醋制）、白芍（炒）。

性状： 为米黄色的水丸；味苦。

功能主治： 滋阴清热，固经止带。用于阴虚血热，月经先期，经血量多、色紫黑，赤白带下。

规格： 每100粒重6g。

用法用量： 口服。一次6g，一日2次。

注意事项： ① 平素月经正常，突然出现月经过少，或经期错后，或阴道不规则出血者应去医院就诊；② 月经过多者，应及时去医院就诊；③ 服药1个月症状无缓解，应去医院就诊。

组方原理： 方中龟甲甘咸性寒，入肝肾经，补肝肾之阴，滋阴清热，固经止崩，为君药。白芍酸寒，养血敛阴，凉血清热，助君药养阴清热之功，为臣药。黄柏、黄芩、椿皮苦寒，均能清热泻火，燥湿止带，香附舒肝理气，调经止痛，合为佐药。诸药合用，共凑滋阴清热、固经止带之功。

5. 以上介绍的三种药物治疗阴道炎有什么区别？如何选用呢？

根据个人带下的量、色、质、气味，参考全身症状以辨证选药。妇科千金片主要治疗湿热下注型阴道炎，即白带量多、色黄质稠、臭秽，或外阴红肿痒痛，腰酸腹痛；千金止带丸主要治疗脾肾两虚阴道炎，即白带量多、色白清稀，食少或大便稀溏或黏，一般受凉后白带增多，无明显气味；固经丸主要治疗阴虚血热型阴道炎，即白带呈淡黄色或加血丝，量多或不多，阴道干涩、灼痛，口干心烦，耳鸣，腰膝酸软。

从本篇开始的两个案例来看，年轻的张小姐平素喜欢川菜，肥甘厚腻，容易生湿化热，结合白带特点，应该属于湿热下注型阴道炎，适合口服妇科千金片；而绝经数年的赵女士，肾阴不足，阴虚化热，结合白带特点，应该属于阴虚型阴道炎，可选择固经丸。

6. 治疗阴道炎的外用中成药

保妇康栓

主要成分：莪术、冰片。

性状：本品呈乳白色、乳黄色或棕黄色的子弹形。

功能主治：行气破瘀，生肌止痛。用于湿热瘀滞所致的带下病，症见带下量多、色黄、时有阴部瘙痒；霉菌性阴道炎、老年性阴道炎、宫颈糜烂见上述证候者。

规格：每粒重1.74g。

用法用量：洗净外阴部，将栓剂塞入阴道深部；或在医生指导下用药。每晚1粒。7～8天一疗程，重症每天用2粒。

注意事项：① 霉菌性阴道炎：用此药可迅速止痒，一般用药五次霉菌转阴。霉菌性阴道炎易再发，必须满疗程治疗；待症状完全消失后，再巩固治疗2～3个疗程。② 老年性阴道炎：用本药1～2个疗程可使阴道细胞学发生显著改变，使表层及角化细胞增加，恢复阴道自洁和抗炎能力，明显改变上述症状。建议老年妇女在连用保妇康栓2周后，每周用1～2粒，用于预防和保健。③ 宫颈糜烂：本品可杀灭引起炎症的病原微生物；活血化瘀，增加糜烂部位血液循环及末梢血白细胞数，增强吞噬细胞的吞噬能力；同时去腐生肌，促进组织更新修复，使糜烂面柱状上皮细胞坏死脱落，被新生的鳞状上皮细胞覆盖。不流脓水，迅速治愈，不留瘢痕，不影响受孕及分娩。轻中度患者用药2～4个疗程可痊愈，重度患者用药4～6个疗程可痊愈或好转。重度患者在激光、电熨、冷冻、环切等治疗前一周用保妇康栓提高清洁度。术后第5～8天加用保妇康栓，可抗感染，减少并发症，缩短治愈时间，提高治愈率。④ 本品在阴道内缓缓溶化，因有效成分为挥发性，可均匀分布整个阴道壁及子宫颈，并渗入到黏膜皱褶深部，充分发挥疗效。用后清凉舒适。

组方原理：辛苦性温之莪术行气破血，祛瘀止痛，为君药；冰片苦辛，微寒，能清热止痛，去腐生肌，为臣药。两药合用，共凑行气破瘀、生肌止痛之功。

治糜灵栓

主要成分：黄柏、苦参、儿茶、枯矾、冰片。

性状：本品为棕褐色的鸭嘴形栓剂；气特异。

功能主治：清热解毒，燥湿收敛。用于宫颈糜烂、感染性阴道炎、滴虫性阴道炎属湿热带下证者。

用法用量： 每次 1 粒，隔一天上药一次，睡前用 1 ： 5000 高锰酸钾溶液清洗外阴部，然后用手将栓剂放入阴道顶端，十天为一疗程。

组方原理： 方中黄柏清热解毒燥湿，为君药；苦参清热燥湿、杀虫止痒，为臣药；儿茶去腐生肌，枯矾燥湿收敛，冰片清热止痒，共为佐药。诸药相合，共凑清热解毒，燥湿收敛生肌之功。

预防措施与调护

➕ 保持外阴清洁，养成良好的卫生习惯，穿棉质内裤并勤换；清洗外阴的毛巾和盆要单独分开；避免不洁性行为。

➕ 注意经期、产后卫生，提倡淋浴和蹲式厕所。

➕ 穿着衣物须透气，不要长期穿着连裤袜或紧身牛仔裤。

➕ 不要随意用消毒剂或各种清洁剂频繁冲洗阴道。

➕ 定期妇科检查，发现病变，及时治疗。

➕ 好吃又简单的药膳食疗方

➕ 茯苓薏仁白米粥：适用于寒湿带下，症见白带量多、清稀，伴腰膝酸软、面色不佳、手足不温等脾阳不振者。同法可制作山药莲子粥。

➕ 甲鱼山药汤：适用于肾阴不足型带下，症见带下微黄、阴道干涩，外阴灼痛，伴腰膝酸软、五心烦热等。

➕ 金樱子猪肚汤：适用于肾气不足型阴道炎，症见白带量多，小便清长，夜尿频者。

小贴士

当您自行用药治疗阴道炎不好转时应及时就诊明确病原体。

滴虫性阴道炎，性伴侣应同时进行治疗。

（谢伟 孙凡）

宫颈炎

宫颈炎中西医概述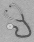

宫颈炎症是妇科最常见的生殖道炎症。

正常情况下，子宫颈具有多种防御功能：①子宫颈阴道部表面覆以复层扁平上皮，具有较强的抗感染能力；②子宫颈内口紧闭，子宫颈管黏膜为分泌黏液的高柱状上皮所覆盖，黏膜形成皱褶、嵴突或陷窝，从而增加黏膜表面积。子宫颈管分泌大量黏液形成黏液栓，内含溶菌酶、局部抗体——抗白细胞蛋白酶，这对保持内生殖器无菌非常重要。但子宫颈易受性交、分娩、宫腔操作的损伤，且子宫颈管单层柱状上皮抗感染能力较差，容易发生感染。宫颈炎症包括宫颈阴道部及子宫颈管黏膜炎症。阴道炎症可引起子宫颈阴道部炎症。临床多见的宫颈炎是子宫颈管黏膜炎。若子宫颈管黏膜炎症得不到及时彻底治疗，可引起上生殖道炎症。

宫颈炎症多属中医的"带下病"，多因湿热、湿毒影响冲任二脉，使任脉不固，带脉失约所致，临床常见证候有湿热下注、湿毒内蕴。

用药知识问答

1. 中医如何治疗宫颈炎？

治疗上可参考带下病的治疗、用药。

2. 抗宫炎颗粒有什么成分？主要作用是什么？

主要成分：广东紫珠、益母草、乌药。

性状：本品为黄棕色至棕褐色的颗粒；气微，味甜、微涩、微苦。

功能主治：清湿热，止带下。用于宫颈糜烂湿热下注型，症见赤白带下者。

规格：每袋装 10g。

用法用量：开水冲服，一次 1 袋，一日 3 次。

注意事项：孕妇禁服。

其他剂型：抗宫炎片：口服，一次 3 片，一日 3 次；抗宫炎软胶囊：口服，一次 4 粒，一日 3 次。

组方原理：方中紫珠味苦、涩，性凉，清热解毒，凉血，收敛止血，为君药；益母草活血调经，清热解毒，为臣药；乌药理气止痛，为佐药。诸药相合，共凑清热、祛湿、化瘀、止带之功。

3. 妇乐片有什么成分？主要作用是什么？

主要成分：忍冬藤、大血藤、甘草、大青叶、蒲公英、牡丹皮、赤芍、川楝子、延胡索（制）、大黄（制）。

性状：薄膜衣片，除去薄膜衣后显黄色至棕褐色，味苦。

功能主治：清热凉血，消肿止痛。用于盆腔炎、附件炎、子宫内膜炎等引起的带下，腹痛。

规格：每片重 0.5g。

用法用量：口服。一次 5 片，一日 2 次。

注意事项：孕妇慎用。

其他剂型：妇乐颗粒，一次 2 袋，一日 2 次，6 天为一疗程；妇乐胶囊，一次 6 粒，一日 2 次，1 个月为一疗程。

组方原理：方中忍冬藤清热解毒，为君药；大青叶清热凉血，蒲公英解毒利湿，共助忍冬藤清热解毒之功，共为臣药。牡丹皮、赤芍凉血化瘀，川楝子、延胡索二味合用，有泻肝火，活血止痛之功，大血藤入血分而养血，大黄泻火解毒而除瘀热，共为佐药。甘草调和诸药，兼以泻火解毒，为佐使药。诸药相合，共凑清热凉血、化瘀止痛之功。

4. 以上介绍的两种药物治疗宫颈炎有什么区别？如何选用呢？

抗宫炎颗粒功效为清湿热、止带下，其临床表现为带下量多，色黄或夹血丝，质黏稠，舌质红，苔黄腻，脉数或滑数。妇乐片功效为清热凉血、活血化瘀，消肿止痛，临床表现为带下量多，质黏，下腹隐痛，或伴五心烦热，肛门灼热，苔黄腻，脉数或滑数。

 5. 治疗宫颈炎的外用中成药（参见阴道炎外用药）。

- 保妇康栓。
- 康妇消炎栓。
- 治糜灵栓。

预防措施与调护

- 保持外阴清洁，养成良好的卫生习惯，避免阴道炎的发生。
- 尽量避免宫腔操作，避免医源性感染。
- 定期妇科检查，发现病变，及时治疗

小贴士

宫颈糜烂属于正常生理现象。无症状宫颈糜烂无需处理，但如果有白带增多、发黄，有异味，或伴有下腹坠痛时，则是宫颈炎症的表现，需要进行治疗。用中药治疗前需除外癌变。

推荐有性生活的女性每年都进行宫颈的超薄液基细胞学检查（TCT）和人乳头瘤病毒（HPV）检查，如果连续3次HPV和宫颈细胞学检查都阴性，可以建议适当延长检查时间。

（谢伟 孙凡）

盆腔炎性疾病后遗症

1. 李女士，35岁，已婚，职员。1年前人工流产术后出现下腹疼痛，伴发热，白带异常等不适，当地医院诊断为"盆腔炎"，予联合抗生素治疗后好转出院。其后仍觉右下腹疼痛，伴腰酸不适，受凉及经期加重，物理治疗及局部热敷后稍有缓解，但仍持续存在。近1个月持续下腹隐痛，伴腰酸，劳累及受凉后加重。于医院行妇科检查示子宫右侧有片状增厚，压痛。诊断为：盆腔炎性疾病后遗症。

2. 张女士，32岁，已婚，职员。患者10年前出现下腹两侧都疼痛不适，伴腰酸，带下量多。2年前开始计划妊娠，性生活正常，至今未孕。爱人精液正常。于医院行妇科检查提示子宫左侧可扪及条索状增粗，右侧可触及囊性肿物。B超提示双侧输卵管积水。诊断为：盆腔炎性疾病后遗症双侧输卵管积水。

盆腔炎性疾病后遗症中西医概述

女性盆腔生殖器官及其周围的结缔组织、盆腔腹膜发生炎症时，称为盆腔炎性疾病。多见于性生活活跃、有月经的妇女，初潮前及绝经后妇女少见。炎症可局限于一个部位，也可同时累及几个部位，以输卵管炎、输卵管卵巢炎最常见。若该病未得到及时正确的诊断及治疗，病程迁延难愈，可能会出现不孕、异位妊娠、慢性盆腔痛等一系列后遗症，称之为盆腔炎性疾病后遗症。该病一旦发生，顽固难愈，反复发作，严重降低了妇女的生活质量。西医治疗盆腔炎性疾病后遗症根据不同情况选择不同治疗方案：不孕者，多需要辅助生育技术协助受孕；对慢性盆腔痛者，西医除对症处理及物理治疗外尚无有效治疗手段。输卵管积水一般手术治疗。

中医古籍无该病病名，根据其临床特点，归属于"妇人腹痛"、"癥瘕"、"不孕"、"带下病"等病证中。本病多为经行产后，胞门未闭，风寒湿热之邪，或虫毒乘虚内侵，与冲任气血相搏，蕴结于胞宫，凝聚不去，日久难愈，耗伤气血，虚实夹杂，缠绵难愈。临床以湿热瘀结、气滞血瘀、寒湿凝滞、气虚血瘀证多见。

用药知识问答

1. 中医如何治疗盆腔炎性疾病后遗症?

本病因湿热、湿毒之邪入侵,与气血互结,蕴结胞宫胞络,气血瘀滞,不通则痛,久则内结成癥,且缠绵难愈,重伤正气的特点,临床多见寒热错杂、虚实夹杂之证。中医根据本病的病因病机辨证施治:属湿热瘀结证者治以清热利湿、祛瘀散结之法;寒湿凝滞者,以温经散寒、活血化瘀为主;因于气滞血瘀者,以理气活血、消癥散结为主;辨证属于气虚血瘀证者,治以益气健脾、化瘀散结为之法。临床上根据虚实情况随症加减。此外,中医除内服有关辨证方药外,往往配合中药保留灌肠、热敷、理疗、离子导入等外治法,以提高临床疗效。

2. 康妇消炎栓有什么成分? 主要作用是什么?

主要成分:苦参、败酱草、紫花地丁、穿心莲、蒲公英、猪胆粉、紫草(新疆紫草)、芦荟。

性状:本品为黑褐色的栓剂。

功能主治:清热解毒,利湿散结,杀虫止痒。用于湿热、湿毒所致的带下病、阴痒,症见下腹胀痛或腰骶胀痛,带下量多,色黄,阴部瘙痒,或有低热,神疲乏力,便干或溏而不爽,小便黄;盆腔炎、附件炎、阴道炎见上述证候者。

规格:每粒重 2.8g。

用法用量:直肠给药,一次 1 粒,一日 1 ~ 2 次。

注意事项:孕妇禁用;本品为直肠给药,禁止内服;排便后使用本品效果更佳。

组方原理:本方以苦参清热燥湿,杀虫,泻下焦之热,并能燥湿止带,故为君药;穿心莲、紫草清热解毒,凉血活血、消肿,以此二药共为臣药;败酱草、蒲公英、地丁清热解毒,凉血逐瘀,散结止痛,芦荟、猪胆粉清热解毒、杀虫,共为佐药,增强了君、臣药清热解毒,利湿散结、杀虫止痒之功效。

3.金刚藤胶囊有什么成分？主要作用是什么？

主要成分：金刚藤。

性状：本品为胶囊剂，内容物为棕黄色或棕褐色的颗粒；气微香，味苦、涩。

功能主治：清热解毒、化湿消肿。本品用于湿热下注所致的带下量多、黄稠，经期腹痛，慢性盆腔炎、附件炎和附件炎性包块见上述症候者。

规格：每粒装 0.5g。

用法用量：口服。一次 4 粒，一日 3 次，2 周为一疗程或遵医嘱。

注意事项：孕妇忌用。

其他剂型：金刚藤糖浆。每次 20ml，一日 3 次。

 4.妇乐颗粒有什么成分？主要作用是什么？

主要成分：忍冬藤、大血藤、甘草、大青叶、蒲公英、牡丹皮、赤芍、川楝子、醋延胡索、熟大黄。

性状：本品为棕色至棕褐色的颗粒；味甜、微苦。

功能主治：清热凉血，化瘀止痛。用于瘀热蕴结所致的带下病，症见带下量多、色黄，少腹疼痛；慢性盆腔炎见上述证候者。

规格：①每袋装 6g；②每袋装 12g。

用法用量：开水冲服。一次 12g，一日 2 次。

 **5.以上三种药治疗盆腔炎性疾病后遗症有什么区别？
如何选用？**

以上三药均具有清热解毒之力，皆可以治疗盆腔炎性疾病后遗症。康妇消炎栓兼有利湿散结，杀虫止痒之功效，尤其适用于本病湿热、湿毒证者；金刚藤胶囊除具有清热解毒、化湿作用外，还具有解毒消肿之力，善于治疗本病属于湿热下注兼癥瘕者；妇乐颗粒除具有清热解毒作用外，兼有凉血化瘀止痛之功，尤善于治疗本病属于瘀热蕴结证者。

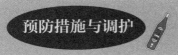

预防措施与调护

　　加强卫生宣传，注意经期、孕期、产褥期卫生。做好计划生育，尽量避免或减少人工流产等手术操作。提高妇科生殖道手术操作技术，严格遵守无菌操作规程，术后做好护理，预防感染。增强体质，饮食清淡、注意休息，调节情志、适当运动，提高机体抗病能力。积极彻底治疗急性盆腔炎，防治盆腔炎性疾病后遗症的发生。

小贴士

　　盆腔炎性疾病后遗症不是慢性盆腔炎急性发作，不建议使用抗生素治疗。
　　久治不愈的盆腔炎性疾病后遗症患者若有明显的输卵管卵巢包块，可考虑手术治疗。

（张玉立　李柳叶）

功能失调性子宫出血

案例叙述

1. 宁宁，女，15岁，学生。1年前月经初潮，随后月经不规律，周期20～40天，多次月经持续7～15天，月经量时多时少，色暗红，夹有小血块，伴小腹坠胀及腰酸，喜热，平时手脚冰凉。基础体温呈单相，妇科B超未见异常。诊断为：功能失调性子宫出血（无排卵性功血）。

2. 王女士，39岁，已婚，职员。平时月经规律，29～30天一次周期，持续7天。近半年月经周期缩短到20天左右一行，经期持续10余日不止。此次月经持续14天淋漓未净，量中等，伴腰酸、乏力、轻度贫血貌。基础体温呈双相，妇科检查及B超均未见异常。诊断为：功能失调性子宫出血（排卵性功血）。

功能失调性子宫出血中西医概述

功能失调性子宫出血，简称功血，是妇科常见病，是由下丘脑-垂体-卵巢轴功能失调引起的异常子宫出血，分无排卵性和排卵性两大类。前者多见于青春期和绝经过渡期女性，后者多见于育龄期女性。功血的西医治疗原则是止血、调整周期，无排卵型功血促进排卵，排卵型功血促进黄体功能的恢复。青春期及无生育期无排卵型功血以止血、调整月经周期、促进排卵为主；绝经过渡期功血以止血、调整周期、减少经量、防止子宫内膜病变为主。并根据出血量多少而定：多者，采用大剂量雌激素或雌、孕激素联合用药，或诊刮术等止血；少者，采用孕激素占优势的口服避孕药而止血。

根据功血的表现，本病多属于中医"崩漏"、"月经过多"、"经期延长"、"月经先期"、"月经后期"、"月经先后不定期"、"经间期出血"等病证。无排卵性功血可参照"崩漏"范畴辨证论治。有排卵性功血可归属于"月经失调"范畴。本节主要介绍无排卵性功血的中医认识。崩漏的病机不外虚实两类，实者多为血热、血瘀，虚者多为肾虚、脾虚，四者最终导致冲任损伤，不能制约经血，胞宫蓄溢失常，经血非时而下。

用药知识问答

1. 中医如何治疗功能失调性子宫出血？

崩漏的主要临床表现是经血非时而下，其主症是出血，故辨证应根据出血的量、色、质变化，参合兼证及舌脉，辨其热、虚、瘀的不同。一般而言，经血非时暴下，血色鲜红或紫红，质地黏稠多属热；经血非时暴下，量多势急，继而淋漓不止，色淡质清，多属虚；经血非时而至，时来时止，或时闭时崩，或久漏不止色紫黑有块，多属瘀。此外，患者不同的年龄阶段也是本病辨证的重要参考依据：青春期患者多属先天肾气不足，育龄期患者多见于肝郁血热，绝经过渡期患者多责之于肝肾亏损或脾气虚弱。

中医辨证根据出血时间及量、色、质及其全身兼证、舌脉，病程来辨别寒热虚实。一般而言，崩漏虚证多而实证少，热证多而寒证少；久崩多虚，久漏多瘀；血势骤急多属气虚，淋漓不断多属血瘀。此外，应根据年龄不同辨证施治。由于崩漏的发病缓急不同，出血新旧有异，故治疗因遵循"急则治其标、缓则治其本"的原则，灵活掌握塞流、澄源、复旧三法：即急则止血以治标，血止后正本清源以治本，平时固本善后以调整月经周期。但是治崩三法不能断然分开，应灵活掌握。需注意治崩宜升提固涩，不宜辛温；寒凉凝血之品亦当慎用；治崩宜养血理气，不可偏于固涩。

2. 云南白药胶囊有什么成分？主要作用是什么？

主要成分：三七、独脚莲等。

性状：本品为硬胶囊，内容物为灰黄色至浅棕黄色的粉末；具特异香气，味略感清凉，并有麻舌感。保险子为红色的球形或类球形水丸，剖面呈棕色或棕褐色，气微，味微苦。

功能主治：化瘀止血，活血止痛，解毒消肿。用于跌打损伤，瘀血肿痛，吐血、咳血、便血、痔血、崩漏下血，手术出血，疮疡肿毒及软组织挫伤，闭合性骨折，支气管扩张及肺结核咳血，溃疡病出血，以及皮肤感染性疾病。

规格：每粒 0.25g。

用法用量：妇科各症，用酒送服；但月经过多、红崩，用温水送服。口服。一次 0.25 ～ 0.5g，一日 4 次。

注意事项：孕妇忌用；服药一日内，忌食蚕豆、鱼类及酸冷食物。

药理作用：① 止血，本品能明显促进大鼠及家兔的血小板聚集，缩短大鼠及家兔的血液凝血时间、伤口出血时间及凝血酶原时间，对家兔动脉血管条有明显的收缩作用；② 活血化瘀，本品能抑制大鼠静脉血栓形成，降低大鼠全血黏度，改善血液的血流状态，加快小鼠耳廓微循环血流速度。

组方原理：因为此方国家保密级配方，不予介绍。

3. 宫血宁胶囊有什么成分？主要作用是什么？

主要成分：重楼。

性状：本品为硬胶囊，内容物为浅黄棕色至灰棕色的粉末，味苦。

功能主治：凉血止血，清热除湿，化瘀止痛。用于崩漏下血，月经过多，产后或流产后宫缩不良出血及子宫功能性出血属血热妄行者，以及慢性盆腔炎之湿热瘀结所致的少腹痛、腰骶痛、带下增多。

规格：每粒装 0.13g。

用法用量：月经过多或子宫出血期，口服。一次 1 ～ 2 粒，一日 3 次，血止停服。慢性盆腔炎，口服。一次 2 粒，一日 3 次，四周为一疗程。

注意事项：孕妇忌服。胃肠道疾病患者慎用或减量服用。

药理作用：本品主要通过兴奋子宫平滑肌达到缩宫作用，并通过缩短出血凝血时间，促进 ADP 诱导的血小板聚集作用而达到明显的止血效果；并能通过抑制组胺而达到消炎疗效。

组方原理：重楼性微寒，味苦；有小毒。归肝经。具有清热解毒，消肿止痛，凉肝定惊的功效。用于疔疮痈肿，咽喉肿痛，蛇虫咬伤，跌扑伤痛，惊风抽搐。本品可以凉血止血，清热除湿，化瘀止痛。适用于血热妄行导致的崩漏下血，月经过多，及子宫功能性出血等，以及湿热瘀结所致的慢性盆腔炎。

4. 乌鸡白凤丸有什么成分？主要作用是什么？

主要成分：乌鸡（去毛爪肠）、鹿角胶、鳖甲（制）、牡蛎（煅）、桑螵蛸、人参、黄芪、当归、白芍、香附（醋制）、天冬、甘草、地黄、熟地黄、川芎、银柴胡、丹参、山药、芡实（炒）、鹿角霜。

性状：黑褐色至黑色的水蜜丸、小蜜丸或大蜜丸；味甜、微苦。

功能主治：本品补气养血，调经止带。用于气血两虚，身体瘦弱，腰膝酸软，月经不调，白带量多。

规格：① 每100粒重10g；② 每100粒重20g。

用法用量：口服，水蜜丸一次6g，小蜜丸一次9g，大蜜丸一次1丸，一日2次。

注意事项：孕妇禁用；忌辛辣、生冷食物；感冒发热患者不宜服用；气滞血瘀证患者忌服；病情变化、加重或无效应去医院就诊。

其他剂型：乌鸡白凤口服液每支10ml。口服：每次10ml，每日2次，或遵医嘱。

组方原理：乌鸡养血生津、宁神益智以补血益阴治疗崩中止带及一切虚损，为君药；熟地、当归、白芍养血活血，川芎、丹参活血行血，五者共凑活血养血之功，共为臣药。人参、黄芪、山药、芡实健脾益气，化湿止带；鹿角、桑螵蛸补肝肾，益精血，益肾助阳；牡蛎、生地、天冬、银柴胡、青蒿滋阴清热；香附疏理肝气，调经止痛，均为佐药，甘草调和诸药为使药。全方气血双补，阴阳并调，为补血养血，调经止带名方。

5. 以上几种药治疗功血有什么区别？如何选用？

以上三种药均可以治疗功血，但是侧重点各异。云南白药胶囊化瘀止血作用较强，尤其适用于血瘀证引起的功血并见出血量多者；宫血宁胶囊除具有收涩止血之外，还具有清热凉血之力，适于血热妄行引起的崩漏下血，月经过多等功血；乌鸡白凤丸具有脾肾双补、益气养血之功，适用于气血两虚，脾不摄血，肾气固摄无力引起的功血。

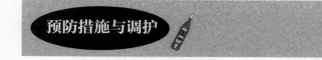

预防措施与调护

注意经期卫生，避免经期过度劳累、剧烈运动；规范避孕方式，尽量减少紧急避孕药的使用；节饮食、畅情志，避免过度精神刺激；及早治疗月经过多、经期延长、月经先期等月经失调疾病，避免发展成为崩漏。本病首重个人卫生防感染，次调饮食增营养，再适劳逸畅情怀。

小贴士

青春期功血患者不应进行剧烈的体育活动，否则导致出血量多或出血时间延长。有性生活的急性大出血患者和绝经过渡期患者应行诊刮术。

（张玉立　李柳叶）

闭经

案例叙述

1.19岁大学生小李，身高170cm，体重45kg，月经尚未来潮。

2.25岁刘女士，已婚，月经不规律，周期1月～半年，未避孕未孕，现月经近6个月未潮，胸部胀满，下腹坠痛。

闭经中西医概述

闭经为常见的妇科疾病，表现为无月经或月经停止。根据既往有无月经来潮，分为原发性闭经和继发性闭经。原发性闭经指年龄超过16岁、第二性症已发育、月经还未来潮，或年龄超过14岁、第二性症未发育者。继发性闭经指正常月经建立后月经停止6个月，或者按自身原有月经周期计算停止3个周期以上者。青春期、妊娠期、哺乳期及绝经前的月经不来潮属生理现象，或月经初潮后1年内月经不行，又无其他不适者，不称为闭经。

本病中医亦称为"闭经"，历代医著有称为"女子不月"、"月事不来"、"经水断绝"、"月水不通"、"经闭"等。月经是血海满溢，是由脏腑、天癸、气血、冲任共同协商作用于胞宫的结果。因此任何一个环节发生功能失调都能导致血海不能满溢，造成闭经。

用药知识问答

1. 中医如何治疗闭经？

中医认为，闭经其原因分为虚、实两端。虚者，多因肾气不足、冲任虚弱；或肝肾亏损，精血不足；或脾胃虚弱，气血乏源；或阴虚血燥等，导致精亏血少，冲任血海空虚，无血可下而致闭经。实者，多为气血阻滞，或痰湿流注下焦，血流不畅，冲任受阻，血海阻隔，经血不得下而成闭经。临床常见有气血虚弱、肾气亏虚、阴虚血燥、气滞血瘀、痰湿瘀滞等证型。

2. 八珍益母胶囊有什么成分？主要作用是什么？

主要成分：益母草、党参、炒白术、茯苓、甘草、当归、酒白芍、川芎、熟地黄。

性状：本品为硬胶囊，内容物为深棕色的颗粒和粉末；气微香，味微苦。

功能主治：益气养血，活血调经。用于气血两虚兼有血瘀所致的月经不调，症见月经周期错后、行经量少、淋漓不净、精神不振、肢体无力。

规格：每粒装 0.28g。

用法用量：口服，一次 3 粒，一日 3 次。

其他剂型：八珍益母丸，一次 1 丸，一日 2 次；八珍益母膏，一次 10g，一日 2次；八珍益母颗粒，一次 1 袋，一日 2 次。

组方原理：方中重用妇科良药益母草，活血化瘀，调经止痛，为君药；熟地黄、当归、白芍、川芎养血和血，党参、白术、茯苓、甘草益气健脾，为臣药。益母草与上药合用，消补兼施，益气养血，活血调经。

3. 安坤赞育丸有什么成分？主要作用是什么？

主要成分：香附（醋制）、鹿茸、阿胶、紫河车、白芍、当归、牛膝、川牛膝、北沙参、没药（醋制）、天冬、补骨脂（盐制）、龙眼肉、茯苓、黄柏、龟甲、锁阳、杜仲（盐制）、秦艽、鳖甲（醋制）、艾叶（炭）、白薇、延胡索（醋制）、山茱萸（酒制）、鹿尾、枸杞子、鸡冠花、黄芪、乳香（醋制）、赤石脂（煅）、鹿角胶、菟丝子、肉苁蓉（酒制）、鸡血藤、桑寄生、琥珀、甘草、人参、乌药、丝棉（炭）、血余炭、白术（麸炒）、西红花、地黄、砂仁、沉香、酸枣仁（炒）、续断、陈皮、橘红、川芎、泽泻、黄芩、青蒿、远志（制）、肉豆蔻（煨）、藁本、红花、柴胡、木香、紫苏叶、熟地黄、丹参。

性状：本品为黑色的大蜜丸；味甜、微苦。

功能主治：益气养血，调补肝肾。用于气血两虚、肝肾不足所致的月经不调、崩漏、带下病，症见月经量少、或淋漓不净、月经错后、神疲乏力、腰腿酸软、白带量多。

规格：每丸重 9g。

用法用量：口服。一次 1 丸，一日 2 次。

注意事项：孕妇遵医嘱服。

4.大黄䗪虫胶囊有什么成分？主要作用是什么？

主要成分：熟大黄、土鳖虫（炒）、水蛭（制）、虻虫（去翅足，炒）、蛴螬（炒）、干漆（煅）、桃仁、苦杏仁（炒）、黄芩、地黄、白芍、甘草

性状：为胶囊剂，内容物为棕色至棕褐色的颗粒；气略腥，味微苦。

功能主治：活血破瘀，通经消癥。用于瘀血内停所致的癥瘕、闭经、盆腔包块、子宫内膜异位症、继发性不孕症，症见腹部肿块、肌肤甲错、面色黧黑、潮热羸瘦、经闭不行。

规格：每粒装 0.4g。

用法用量：口服。一次 4 粒，一日 2 次；或遵医嘱。

注意事项：① 孕妇禁用；② 皮肤过敏者停用。

其他剂型：大黄䗪虫丸。

组方原理：方中熟大黄、土鳖虫、水蛭、虻虫、蛴螬、干漆、桃仁破血通经，逐瘀消癥，祛瘀生新，地黄、白芍、甘草养血和中，缓急止痛，苦杏仁。黄芩清热、宣肺润肠。

5.以上介绍的三种药物治疗闭经有什么区别？如何选用呢？

八珍益母丸功效为益气养血、活血调经，偏重于气血双补，体质虚弱者；安坤赞育丸功效益气养血、调补肝肾，偏重于肾虚者；大黄蛰虫胶囊功效活血破瘀、通经消癥，偏重于实证有瘀者。

从本篇开始的两个案例来看，学生小李属气血不足型闭经，可选用八珍益母颗粒；刘女士属血瘀型闭经，可选择大黄䗪虫胶囊。

预防措施与调护

⊕ 劳逸结合，起居有规律，合理控制体重。

⊕ 调节情绪，保持乐观心态。

⊕ 采取避孕措施，避免宫腔操作。

⊕ 早发现早治疗。

⊕ 好吃又简单的药膳食疗方

⊕ 黑麻核桃糖：适用于阴虚血燥，无血可下证。

⊕ 王留行炖猪蹄：适用于肝肾不足证。

⊕ 益母草 30g，红枣 30g，红花 3g，红糖 50g，糯米酒 50ml。适用于实证闭经。

小贴士

闭经患者应首先除外妊娠。

（谢伟　孙凡）

痛经

案例叙述

1. 小王，15岁，学生。14岁月经初潮，后每次月经来潮时出现下腹疼痛，经色暗红，有较多血块，伴经前乳房胀痛。查女性激素及妇科B超均未见异常。医生诊断为：原发性痛经。

2. 李女士，26岁，白领。平时工作压力较大并喜食生冷。2年前冒雨涉水后出现经前小腹坠胀疼痛，以月经第1～2天最重，甚至伴恶心、呕吐、四肢冰凉，需口服止痛药方能缓解，并且疼痛呈进行性加重，月经干净后症状消失，严重影响了生活和工作。查血CA125轻度升高。妇科B超提示子宫腺肌症。医生诊断为：继发性痛经、子宫腺肌症。

痛经中西医概述

痛经为经期前后或行经期间出现的子宫痉挛性疼痛，可伴腰酸、下腹坠痛或其他不适，严重影响日常生活和工作。痛经分为原发性和继发性两种。原发性痛经是无盆腔器质性病变的痛经，常见于初潮后6个月～1年或排卵周期建立初期，多为功能性痛经；继发性痛经通常是器质性盆腔病变的后果，如子宫内膜异位症、盆腔炎或宫腔狭窄、宫内异物等所致。西医治疗原发性痛经多以缓解疼痛及伴随症状为主，药物多采用前列腺素合成酶抑制剂及钙拮抗剂止痛解痉，必要时手术治疗；治疗继发性痛经多针对原发病治疗。

中医学认为痛经的发生与素体及经期、经期前后特殊的生理变化有关。经期或经行前后，血海由满盈而泻溢，胞宫气血由旺盛至经后暂虚，气血变化急骤，致病因素乘虚而作，使气血运行不畅，胞宫经血流通受阻，以致"不通则痛"；或冲任胞宫失于濡养，以致"不荣而痛"。其病机有寒、热、虚、实之分，实证多见气滞血瘀、寒凝血瘀、湿热瘀互结之证，虚证多见气血虚弱、肝肾不足之证。

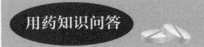

1. 中医如何治疗痛经？

本病根据发病的时间、性质、部位以及疼痛的程度，结合月经的周期、量、色、质以及兼症辨别寒、热、虚、实。一般经前痛为实证，经后痛为虚证，经期痛有虚有实。通常疼痛剧烈拒按为实，隐隐作痛，喜揉喜按属虚。得热痛减者为寒，得热痛甚者为热。绞痛、冷痛者属寒，灼痛者属热。痛甚于胀，血块排出痛减者属血瘀，胀甚于痛者为气滞。持续性疼痛者为血瘀，时痛时止者为气滞。痛经有虚实之分，凡实痛者，因气血凝滞、胞宫受阻、不通则痛；虚痛者，为气虚不足以运血，血虚不足以载气，以致胞脉失养，不荣则痛。

根据通则不痛、荣则不痛的原理，重在调理气机。视其寒、热、虚、实之不同，分别采用温、补、攻、清之法。具体治法为实者或理气行血止痛、或温经散寒、或清热利湿活血；虚者或补益气血、或补益肝肾。同时结合月经周期施治，经期重在调血止痛以治标，平时辨证求因以治本。

2. 元胡止痛片有什么成分，主要作用是什么？

主药成分：延胡索（醋制）、白芷。

性状：本品为糖衣片或薄膜衣片，除去包衣后，显棕褐色；气香，味苦。

功能主治：理气，活血，止痛。用于气滞血瘀的胃痛，胁痛，头痛及痛经。

规格：① 薄膜衣片 每片重0.26g；② 糖芯片（片芯重0.25g）。

用法用量：口服。一次4～6片，一日3次，或遵医嘱。

注意事项：忌食生冷食物。不宜用于虚证痛经。重度痛经者或服药后痛经不减轻，应去医院就诊。痛经并伴有其他妇科疾病者，应去医院就诊。

其他剂型：元胡止痛胶囊，每次4～6粒（每粒0.25g）或每次2～3粒（每粒0.45g），一日3次；元胡止痛软胶囊，每次2粒（每粒0.5g），一日3次；元胡止痛口服液，每次10ml，一日3次。

组方原理：元胡性温，味辛苦，入心、脾、肝、肺，是活血化瘀、行气止痛之妙品，尤以止痛之功效而著称于世。李时珍在《本草纲目》中归纳元胡有"活血，利气，止痛，通小便"四大功效，并推崇元胡"能行血中气滞，气中血滞，故专治一身上下诸痛"。白芷性微寒，味酸苦。入归肝、脾经。能养血调经，柔肝止痛。用于月经不调，胁痛，腹痛，四肢挛痛，头痛眩晕等证。两药配伍共同发挥理气、活血、止痛之力。

3. 艾附暖宫丸有什么成分，主要作用是什么？

主要成分： 艾叶（炭）、醋香附、制吴茱萸、肉桂、当归、川芎、白芍（酒炒）、地黄、炙黄芪、续断。

性状： 本品为深褐色至黑色的小蜜丸或大蜜丸；气微，味甘而后苦、辛。

功能主治： 理气养血，暖宫调经。用于血虚气滞、下焦虚寒所致的月经不调、痛经，症见行经后错、经量少、有血块、小腹疼痛、经行小腹冷痛喜热、腰膝酸痛。

规格： 大蜜丸每丸重 9g。

用法用量： 口服。小蜜丸一次 9g，大蜜丸一次 1 丸，一日 2 ~ 3 次。

注意事项： 孕妇禁用。忌食辛辣、生冷食物。感冒时不宜服用。不宜用于气滞血瘀性痛经。重度痛经者或服药后痛经不减轻，应去医院就诊。痛经并伴有其他妇科疾病者，应去医院就诊。治疗痛经，宜在经前 3 ~ 5 天开始服药，连服 1 周。如有生育要求应在医师指导下服用。

组方原理： 方中当归养血活血，调经止痛，为君药。地黄、白芍、川芎滋阴养血，和营调经，增强君药养血调经之力，黄芪补脾益气，可助有形之血化生，共为臣药。艾叶炭、吴茱萸、肉桂、续断温热之品温暖胞宫，补肾固冲，散寒止痛，香附理气解郁，调经止痛，合为佐药。诸药合用，共奏养血理气，暖宫调经之功。

4. 少腹逐瘀丸有什么成分，主要作用是什么？

主要成分： 当归、蒲黄、五灵脂（醋炒）、赤芍、小茴香（盐炒）、延胡索（醋制）、没药（炒）、川芎、肉桂、炮姜。

性状： 本品为棕黑色的大蜜丸；气芳香，味辛、苦。

功能与主治： 温经活血，散寒止痛。用于寒凝血瘀所致的月经后期、痛经、产后腹痛，症见行经后错、行经小腹冷痛、经血紫暗、有血块、产后小腹疼痛喜热、拒按。

规格： 每丸重9g。

用法用量： 温黄酒或温开水送服。一次1丸，一日2～3次。

注意事项： 孕妇忌服。忌食辛辣、生冷食物。感冒时不宜服用。不宜用于虚性痛经。治疗痛经，宜在经前3～5天开始服药。服药期间不宜同时服用人参或其制剂。月经过多者，应及时去医院就诊。

其他剂型： 少腹逐瘀颗粒，每袋装5g，开水冲服。一次1.6g，一日2～3次，或遵医嘱。

组方原理： 方中当归、川芎、赤芍活血散瘀，养血调经；小茴、干姜、肉桂散寒通阳，温暖冲任；蒲黄、五灵脂、延胡索、没药活血祛瘀，散结定痛。诸药相配，共成化瘀散结、温阳散寒、调经止痛之功。

5. 以上几种药治疗痛经有什么区别？如何选用？

三种药物均可以治疗痛经。元胡止痛片理气行血止痛作用较强，适用于气滞血瘀引起的痛经；艾附暖宫丸重于温经散寒、活血止痛，并具有温阳补血之功，适用于血虚气滞、下焦虚寒所致的痛经；少腹逐瘀丸也具有温经散寒之力，且强于艾附暖宫丸，并活血化瘀之力优于前两药，尤其适用于寒凝血瘀所致的痛经。

预防措施与调护

注意精神、神志调养。青春期女子应消除经前恐惧心理，学习有关女性生理卫生知识。注意饮食、起居有常。经期多增强营养，补充维生素及矿物质。注意经期卫生及产后摄生保健。此外注意计划生育，节制房事。

小贴士

原发性痛经应与子宫内膜异位症引起的痛经相鉴别，两者虽都随月经周期而发，但后者疼痛呈进行性加重。

对于寒性痛经，平时可以自备艾灸盒或暖宝宝热敷，但应避免烫伤。

（张玉立 李柳叶）

多囊卵巢综合征

李女士，28岁。14岁月经初潮，开始月经尚规律，近3年月经总延后，甚至数月不行，用黄体酮治疗后则来月经。而且越来越胖，面部痤疮，还出现小胡子。结婚两年，不避孕一直未孕。到医院检查后，医生诊断她患了多囊卵巢综合征。

多囊卵巢综合征中西医概述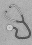

多囊卵巢综合征（PCOS）是一种以高雄激素血症、排卵障碍以及多囊卵巢为特征的病变。常发病于青春期、生育期，以无排卵、不孕和肥胖、多毛等典型临床表现为主，中老年则出现因长期的代谢障碍导致的高血压、糖尿病、心血管疾病等。因此，未得到恰当的处理可能影响患者的一生。

PCOS常见临床表现如下：① 月经失调，主要为月经稀发、经量少甚至闭经，少数表现为月经过多或不规则出血；② 不孕，PCOS患者无排卵所导致；③ 男性化表现，主要是在高雄激素的影响下表现为多毛、痤疮，甚至极少数患者有男性化征象如声音低沉、喉结突出；④ 肥胖，40%～60%的PCOS患者体重指数（BMI）≥ 25；⑤ 黑棘皮症，即局部皮肤或大或小的天鹅绒样、片状、角化过度、呈灰棕色的病变，常分布在颈后、腋下、外阴、腹股沟等皮肤褶皱处；⑥ 卵巢增大，有多个小卵泡；⑦ 内分泌改变，雄激素水平高、雌激素处于较高水平、LH/FSH多升高、胰岛素抵抗及高胰岛素血症、血清泌乳素水平升高。

PCOS的诊断标准目前推荐采用2003鹿特丹专家会议推荐的标准：① 稀发排卵或无排卵，临床表现为闭经、月经稀发；② 高雄激素的临床表现为多毛、痤疮，高雄激素血症者血清总睾酮、游离睾酮指数或游离睾酮高于检测单位实验室参考正常值；③ 卵巢多囊性改变，B超可见一侧或双侧卵巢直径2～9mm的卵泡≥ 12个，和（或）卵巢体积＞ 10cm；④ 符合上述3项中任何2项者，即可诊断PCOS。

PCOS的治疗主要为：① 调整月经周期，可口服避孕药或者孕激素后半周期疗法；② 多毛痤疮及高雄激素治疗，可采用口服避孕药，首选复方醋酸环丙孕酮（达英—35）；③ 胰岛素抵抗者可采用二甲双胍治疗；④ 有生育要求者要促排卵治疗。

中医并无 PCOS 的相应病名，根据其临床表现，将其归属于中医"月经后期""闭经"、"不孕"等的范畴。天癸是产生月经必不可少的物质，而肾气的盛衰主宰着天癸的至与竭，故《傅青主女科》谓"经水出诸肾"。肝藏血，司血海，肝血旺盛，血海充盈，下注胞宫而为月经。脾主运化，为气血生化之源，又主运化水湿。若三脏功能失调，可致闭经、崩漏、不孕等。常见辨证为肾虚、痰湿阻滞、肝经湿热、气滞血瘀。

用药知识问答

 1. 治疗多囊卵巢综合征，中医药有什么看法？

多囊卵巢综合征临床表现多样，中医在整体观理论的指导下辨证论治，突出疾病个体化诊治的优势和特色。中医将多囊卵巢综合征的发生归为肝、脾、肾三脏功能失调，兼夹痰湿、湿热、瘀血为患，两者互为因果，发为本病，且临床多见虚实夹杂之证。多囊卵巢综合征的辨证主要从以下几个方面考虑：

⊕ **肾虚**：先天禀赋不足，肾气未充，天癸不至，冲任失养，精血无从而生，血海难以充盈，导致闭经、月经稀少，不孕症；肾阳虚，气化失司，血失温运，气血不和，冲任失养，精血不足，血海不能按时满溢导致月经后期、闭经；或冲任不固，精血失摄，导致崩漏等；或房劳多产、久病热病大耗肾阴，肾阴虚精血不足，冲任血虚，血海不能按时满溢，可致月经后期、月经过少、闭经，若阴虚生内热，热伏冲任，迫血妄行，发为崩漏。

⊕ **痰湿阻滞**：素体肥胖或过食膏粱厚味，或饮食失节，损伤脾胃，运化失职，痰湿内生，冲任气血受阻，血海不得满溢，故月经闭止或失调，痰湿凝聚，脂膜壅滞，日渐体胖多毛、卵巢增大而致病。

⊕ **肝经湿热**：素性抑郁或郁怒伤肝，肝气郁结，疏泄失常，郁久化火，肝郁乘脾，脾虚生湿，湿热蕴结冲任胞脉，冲任失调，气血不和，致月经停闭或失调、不孕等。

➕ **气滞血瘀**：七情内伤，肝气郁结，气机阻滞，血行不畅，瘀血内阻，稽留胞宫，胞脉阻滞，导致闭经、不孕等。

2. 二陈丸有什么成分，主要作用是什么？

主要成分：陈皮、半夏、茯苓、甘草。

性状：灰棕色至黄棕色的水丸；气微香，味甘、微辛。

功能主治：燥湿化痰，理气和胃。用于痰湿证。多囊卵巢痰湿证可用此药。

规格：50 粒重 3g。

用法用量：每次 6～9g，日 2 次口服。

注意事项：① 本方辛香温燥易伤阴，不宜长期服用；② 热痰、燥痰、咯血、吐血、消渴、阴虚、血虚者均忌用；③ 忌坐冷油腻。

组方原理：方中半夏辛温性燥，燥湿化痰，降逆止呕为君药；陈皮辛苦性温，燥湿化痰，理气和中为臣药；茯苓甘平而淡，甘能健脾和中，淡能利水渗湿，断其源，竭其流，则湿无所聚；甘草助茯苓健脾和中，兼制半夏之毒，调和诸药为使。四药相配共奏燥湿化痰，理气和中之功，为治痰湿证之主方。

3. 血府逐瘀胶囊有什么成分？主要作用是什么？

主要成分：柴胡、当归、地黄、赤芍、红花、桃仁、炒枳壳、甘草、川芎、牛膝、桔梗。

性状：胶囊剂，内容物为棕色至棕褐色的颗粒和粉末。

功能主治：活血祛瘀，行气止痛，用于气滞血瘀证。

规格：每粒装 0.4g。

用法用量：口服，一次 6 粒，一日 2 次；一个月为一疗程。

注意事项：忌食辛冷食物；孕妇禁用。

组方原理：方中桃仁活血化瘀为君药。当归、红花、赤芍、牛膝、川芎助君之力，同为臣药，其中牛膝且能通血脉，引瘀血下行；柴胡疏肝理气、升达清阳；桔梗开宣肺气，载药上行入胸中，和枳壳一升一降，开胸行气，使气行则血行，生地凉血清热以除瘀热，合当归又滋阴养血，使祛瘀而不伤正，俱为佐药。甘草调和诸药为使。各药配伍，使血活气行，使瘀化清热，肝气舒畅，诸症自愈。

4. 六味地黄丸有什么成分？主要作用是什么？

主要成分：熟地黄、酒萸肉、牡丹皮、山药、茯苓、泽泻。

性状：棕黑色的水蜜丸、棕褐色至黑褐色的小蜜丸或大蜜丸。

功能主治：滋阴补肾，用于肾阴虚证。

用法用量：口服，水蜜丸一次 6g，小蜜丸一次 9g，大蜜丸一次 1 丸，一日 2 次。

注意事项：① 忌辛辣食物；② 不宜在感冒期间服药。

组方原理：方中熟地滋肾填精，为主药；辅以山药补脾固精，山萸肉养肝涩精，称为三补。又用泽泻清泻肾火，并防熟地黄之滋腻；茯苓淡渗脾湿，以助山药之健运，丹皮清泄肝火，并制酒萸肉之温，共为经使药，谓之三泻。补中有泻，寓泻于补，相辅相成，补大于泻，共奏滋补肝肾之效。

5. 以上介绍的三种药有什么区别，如何选用？

二陈丸燥湿化痰、理气和胃，主要用于多囊卵巢综合征痰湿较重者；血府逐瘀胶囊活血祛瘀、行气止痛，在治疗多囊卵巢综合征中适用于气滞血瘀证型者；六味地黄丸用于多囊卵巢综合征偏肾阴虚者。

预防措施与调护

➕ **生活调护**：培养良好的生活习惯，制订合理的作息表，坚持有氧运动，以增加体内能量消耗。

➕ **饮食调养**：合理饮食，使能量负平衡，使机体消耗多余的脂肪而达到减肥的目的。具体来说，就是限制食物中的脂肪、糖类的含量，多进纤维素类食物，延长进餐时间，鼓励餐后散步。

➕ **精神调理**：多囊卵巢综合征患者常有焦虑、悲观等心理反应。而这些不良的心理因素可直接或间接加重病情，影响治疗效果。因此减轻心理负担，保持精神愉快，心态平稳则利于治疗。

➕ **药物应用注意**：促排卵药物应用不宜应用过多、过频，以防诱发卵巢过度刺激、卵巢功能低下。

⊞ **预防子宫内膜过度增生：**长期无排卵者，应预防子宫内膜过度增生，预防子宫内膜癌的发生。

⊞ **长期随访：**由于 PCOS 的远期的不良影响，建议长期随访。

小贴士

肥胖、多毛伴有月经稀发等症状的女性要警惕多囊卵巢综合征。

健康生活方式，控制饮食、锻炼以及戒烟酒是很必要的。

（马秀丽　秦蕾）

经前期紧张综合征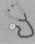

 案例叙述

1. 现在很多女性在月经来潮前脾气会变得古怪。小吴本是一个性格开朗乐观的姑娘，可是每次月经前一周她都会有一段情绪暴躁期，情绪波动，恐惧，孤僻，易怒，急躁失去耐心，微细琐事就可引起感情冲动乃至争吵、哭闹，不能自制，月经期过后又归于平静，什么事都没有了。

2. 唐女士每次月经前一周就睡不好，整夜就像没睡一样，整天没精打采，抑郁寡欢、多愁善感、胸闷不舒，情绪淡漠，爱孤居独处，不愿与人交往和参加社会活动，失眠，注意力不集中，健忘，判断力减弱，害怕失控，严重时精神错乱、偏执妄想。月经过后上述症状就能明显减轻。

上述均属于经前紧张综合征。

经前紧张综合征中西医概述

很多女性都会在月经前 7 ~ 14 天（即在月经周期的黄体期），反复出现一系列精神、行为及体质等方面的症状，月经来潮后症状迅即消失。中医学虽无此病名，但对本病的论述散见于"经行头痛"、"经行乳房胀痛"、"经行浮肿"等。

因本病的精神、情绪障碍较为突出。近年认为本病症状波及范围广泛，除精神神经症状外还涉及几个互不相联的器官、系统，包括多种多样的器质性和功能性症状，故总称为"经前期综合征（premenstral syndrome，PMS）"。但仍有学者突出有关情绪异常这方面的症状而提出"晚黄体期焦虑症"这一命名作为 PMS 的一个分支。

中医对经前紧张综合征的认识：经前期紧张综合征的发病以肝的功能失调为主，累及肾、脾、心等脏，辨证注重患者平素体质、病史、证候特点及月经表现情况。治疗时在辨证的基础上以调肝为大法，兼顾肾、脾、心等脏，还需注意调经。或疏肝理气，或清热调肝，或健脾抑肝，或滋肾养肝，或宁心镇肝，或疏肝活血行滞等。服药宜在经前半个月或一周开始。

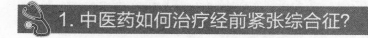

用药知识问答

1. 中医药如何治疗经前紧张综合征?

经前紧张综合征的发病原因及发病机制，与妇女月经期气血的盈亏变化和体质禀赋等有密切的关系，妇女一生当中，由于经、孕、产等生理，数伤于血，使妇女处于血不足，气偏盛的状态，形成了本病发生的内在条件。当接近经期及行经之时，血海出现了由藏而泻，由满而溢，由盛而虚的剧烈变化，使全身已偏虚的阴血更显不足，如果阴阳气血偏盛或疾病、情志刺激，就会使临经前脏腑、气血的生理动态平衡失调，受其调控的情志也不稳定，故易发生肝郁气滞，出现经前期紧张。本病的临床见证以肝的功能失调为主，累及肾、脾、心等脏而表现出气血，阴阳，虚实的盛衰亏滞。根据以上病因病机，治疗本病以疏肝理气为主，佐以补肾健脾养心安神。

2. 经舒颗粒的主要成分，主要功效是什么?

主要成分: 丹参、香附（醋制）、延胡索（醋制）、桂枝。

功能主治: 活血化瘀、温经通脉、理气止痛。用于气滞寒凝血瘀所致的痛经。症见行经小腹胀痛或冷痛，经行不畅，经血暗有血块，或乳房胀痛，或胸闷，或手足不温，舌暗或有瘀斑等。

规格: 每袋装 12g。

用法用量: 开水冲服。一次 1 袋（12g），一日 2 次。月经来潮前 3 天开始服药，连服 7 天或遵医嘱。三个经期为一个疗程。

注意事项: 月经过多，月经提前者慎用。忌生冷。

3. 逍遥散的主要成分，功能主治是什么?

主要成分: 柴胡、当归、白芍、白术、茯苓、生姜、薄荷、炙甘草。

功能主治: 肝郁血虚脾弱证。致两胁作痛，头痛目眩，口燥咽干，神疲食少，或月经不调，乳房胀痛，脉弦而虚者。

规格: 每袋装 6g。

用法用量： 口服。一次 6 ~ 9g，一日 1 ~ 2 次。

注意事项： 忌生冷及油腻难消化的食物。服药期间要保持情绪乐观，切忌生气恼怒。平素月经正常，突然出现经量过多、经期延长，或月经过少、经期错后，或阴道不规则出血者应去医院就诊。

除了逍遥散这种颗粒剂外，还有逍遥丸（大蜜丸和水蜜丸）。

4. 经前安片的成分，功效主治是什么？

主要成分： 柴胡、枳壳、合欢皮、郁金、香附、青皮、路路通、橘核、当归、白芍、川芎、茯苓、大腹皮、甘草。

功能主治： 舒肝理气，活血通络。用于妇女经前期紧张症、中医辨证属于肝郁气滞者，症见经前情绪激动，烦躁易怒，情绪低落，忧郁，乳房胀痛，胸胁胀痛，少腹痛或头痛，或有不同程度水肿，经量或多或少，色暗，舌质暗，脉弦。

规格： 每片重 0.37g（薄膜衣片）。

用法用量： 口服。一次 5 片，一日 2 次。每次月经来前 14 天开始服药，服至月经来潮即停药，连续服药 3 个月经周期为一个疗程。

5. 血府逐瘀胶囊的成分，功效主治是什么？

主要成分： 桃仁（炒）、红花、赤芍、川芎、枳壳（麸炒）、柴胡、桔梗、当归、地黄、牛膝、甘草。

功效主治： 活血祛瘀，行气止痛。用于瘀血内阻，胸痛或头痛，内热憋闷，失眠多梦，心悸怔忡，急躁善怒；冠心病心绞痛、血管及外伤性头痛，属上述症候者。

性状： 本品为胶囊剂，内容物为棕褐色的粉末；气辛，味微苦。

规格： 每粒装 0.4g。

用法用量： 口服，一次 6 粒，一日 2 次，一个月为一疗程。

6. 上述几种药如何选用？

肝气郁结证者选用逍遥散、经前安片这类药以疏肝解郁；肝郁日久造成血行瘀阻有血瘀症状者，选用血府逐瘀胶囊和经舒颗粒这类有活血通经作用的药物。

预防措施与调护

⊕ **适寒温，避免感受风寒。**

月经前期注意保暖，避免游泳、冒雨涉水，避免受寒；经前少食寒凉食物。

⊕ **调情志，注意精神调养。**

经前紧张综合征的发生与情志因素有很大的关系，平时应注意增加对本病在临经前或经期的某些症状的了解，消除顾虑及精神紧张情绪，避免精神刺激，调整好心理状态。

⊕ **慎劳逸，改变生活节奏。**

经前避免过度的体力劳动。保持昼夜生活的规律性，调整经前的家务活动，劳逸结合；已婚妇女经前应适当地减少性生活次数，少吸烟；积极参加集体活动，保持乐观、自信的态度；多于家人和同事沟通思想，避免环境刺激，能减少经前紧张综合征的发生率。

⊕ **少吃甜食和动物脂肪，多食用纤维类食物。**

甜食会使人情绪不稳，焦虑，所以不妨少吃甜食或不吃，而多喝水，多吃些新鲜水果。动物性脂肪会提升雌激素的量，从而加重经前紧张的症状。

小贴士

治疗经前紧张综合征必要时可给予抗焦虑和抑郁药物。

（马秀丽　王浩）

绝经期综合征

案例叙述

1. 王某，女，50岁。近半年来月经紊乱，或提前或错后，量较前明显减少，色黯红，质稠。常自觉潮热汗出，烦躁易怒，阴道干涩、性交痛，纳差，多梦易醒，舌红苔少，脉细。查女性激素六项：E2（雌二醇）下降，FSH（促卵泡激素）明显升高。诊断为：绝经期综合征。

2. 周某，女，51岁。半年前配偶突然去世，打击巨大，后出现月经紊乱。先月经3个月未至，服用黄体酮胶囊后月经来潮，量多、色淡红、经行小腹坠痛，持续30余日未净，伴见精神不振、消瘦、乏力、纳差、腹泻、整夜不能入睡、时时欲哭、不能自止，舌质淡黯，苔薄白，脉细弱。医院诊断为：绝经期综合征。

绝经期综合征中西医概述

绝经期综合征是指妇女绝经前后因性激素波动或减少所致的一系列躯体及精神心理症状。症状包括月经的紊乱、血管舒缩症状、精神神经症状、泌尿生殖道症状、骨质疏松、心血管病变等表现。绝经综合征诊断：根据病史及临床表现，注意除外相关症状的器质性病变，甲状腺疾病及精神疾病。卵巢功能评定等实验室检查有助于诊断，绝经过渡期血清 FSH > 10U/L，提示卵巢储备功能下降。闭经伴有 FSH > 40U/L 且 E2 < 10 ~ 20pg/ml，提示卵巢功能衰竭。西医治疗一般对症处理，予性激素治疗为主，必要时可选用钙剂、维生素 D 以及选择性 5- 羟色胺再摄取抑制剂辅助治疗。

绝经期综合征属于中医"绝经前后诸证"的范畴。主要由于肾气渐衰，天癸渐竭，冲任二脉虚损，精亏血少，气血失调，脏腑功能紊乱，肾阴阳失和而致。临床常见证型为肾阴虚、肾阳虚和肾阴阳两虚。故肾虚为致病之本，可以涉及他脏而发病。

用药知识问答

1. 中医如何治疗绝经期综合征?

本病以肾虚为本，病机以肾阴阳失衡为主。临床辨证关键在于辨清阴阳属性。肾阴虚者，必见腰膝酸软，头晕耳鸣，烘热汗出，潮热颧红等阴虚内热证；肾阳虚者，必见腰膝酸痛，畏寒肢冷，小便清长，大便稀溏等阳虚内寒证；肾阴阳两虚者，则寒热错杂，阴阳两证同时并见，但也可以出现偏重，临证需详加分析。

绝经前后诸证以肾虚为本，治疗上应注重滋肾益阴，佐以扶阳，调养冲任，充养天癸，平调肾中阴阳。清热不宜过于苦寒，祛寒不宜过于温燥，更不可妄用攻伐，以免犯虚虚实实之戒。并注意有无心肝郁火、脾虚、痰湿、瘀血之兼夹证而综合施治。

2. 左归丸有什么成分? 主要作用是什么?

主要成分：熟地黄、菟丝子、牛膝、龟板胶、鹿角胶、山药、山茱萸、枸杞子。

性状：本品为黑色水蜜丸；气微腥，味酸、微甜。

功能主治：滋肾补阴。用于真阴不足，腰酸膝软，盗汗遗精，神疲口燥。

规格：每 10 粒重 1g。

用法用量：口服。一次 6 片，一日 2 ~ 3 次。

注意事项：孕妇忌服，儿童禁用。

组方原理：左归丸是张介宾由六味地黄丸化裁而成。方中重用熟地滋肾填精，大补真阴，为君药。山茱萸养肝滋肾，涩精敛汗；山药补脾益阴，滋肾固精；枸杞补肾益精，养肝明目；龟、鹿二胶，为血肉有情之品，峻补精髓，龟板胶偏于补阴，鹿角胶偏于补阳，在补阴之中配伍补阳药，取"阳中求阴"之义，均为臣药。菟丝子、牛膝益肝肾，强腰膝，健筋骨，俱为佐药。诸药合用，共奏滋阴补肾，填精益髓之效。本方纯补无泻、阳中求阴是其配伍特点。

3. 右归丸有什么成分? 主要作用是什么?

主要成分：熟地黄、炮附片、肉桂、山药、酒萸肉、菟丝子、鹿角胶、枸杞子、当归、盐杜仲。

性状：本品为黑色的小蜜丸或大蜜丸；味甜、微苦。

功能主治：温补肾阳，填精止遗。用于肾阳不足，命门火衰，腰膝酸冷，精神不振，怯寒畏冷，阳痿遗精，大便溏薄，尿频而清。

规格：① 小蜜丸每 10 丸重 1.8g；② 大蜜丸每丸重 9g。

用法用量：口服。小蜜丸一次 9g，大蜜丸一次 1 丸，一日 3 次。

注意事项：阴虚火旺者，禁服右归丸；服药期间，忌生冷食物。

组方原理：方中附子、肉桂、鹿角胶培补肾中元阳，温里祛寒为君药。熟地黄、山茱肉、枸杞子、山药滋阴益肾，养肝补脾，填精益髓，取"阴中求阳"之意，为臣药。再用菟丝子、杜仲补肝肾、强腰膝，配以当归养血和血，共补肝肾精血，为佐药。诸药合用，以温肾阳为主，阴阳兼顾，肝脾肾并补，妙在阴中求阳，使元阳得以归元。

4. 定坤丹有什么成分？ 主要作用是什么？

主要成分：红参、鹿茸、西红花、三七、白芍、熟地黄、当归、白术、枸杞子、黄芩、香附、茺蔚子、川芎、鹿角霜、阿胶、延胡索、茯苓、黄芪、阿胶、五味子、肉桂、艾叶、杜仲、续断、佛手、陈皮、厚朴、柴胡、牡丹皮、琥珀、龟板、麦冬、黄芩。

性状：棕褐色至黑褐色大蜜丸；气微，味先甜而后苦、涩。

功能主治：滋补气血，调经舒郁。用于气血两虚所致的月经不调、行经腹痛、崩漏下血、产后诸症、骨蒸潮热。

规格：每丸重 10.8g。

用法用量：口服。一次半丸至 1 丸，一日 2 次。

注意事项：忌生冷油腻及刺激性食物；伤风感冒时停服。

组方原理：红参补气益阳为君药。白术、茯苓健脾益气，当归、白芍、川芎养血调经，与君药相配即八珍汤之意。黄芪与白术相伍能补气健脾，使气旺血生；与当归相伍能补气生血，治气虚血亏。阿胶补血止血，与生地、白芍、艾叶炭相伍，即胶艾汤，为妇科经、带、胎、产常用方，均为臣药。五味子、生地、麦冬、龟板滋阴潜阳，生津滋肾；鹿茸、肉桂、杜仲、续断温补肾阳，肝肾同补，益精血，行血脉；佛手、陈皮、厚朴、香附、柴胡、延胡索疏肝理气，调经止痛，并于大队补药中调理气机，使补而不滞，滋而不腻；丹皮、黄芩清热凉血，且有反佐温燥药之功；琥珀镇心安神；均为佐药。全方配伍，气血同补，阴阳并调，补中有疏，温而不燥，诚为妇科良药。

5. 以上几种药治疗绝经期综合征有什么区别？如何选用？

三种药物均以补肾、调冲，平调肾中阴阳为主要治疗原则。其中左归丸重在滋肾补阴为主，主要用于肾阴虚者。右归丸在滋养肾阴的同时加入了附子、肉桂、鹿角胶培补肾中元阳，温里祛寒；菟丝子、杜仲补肝肾、强腰膝。用于肾阳虚明显，四肢冰凉，畏寒，腰膝酸软者；定坤丹既有红参、鹿茸、鹿角霜、肉桂温肾，又有熟地黄、阿胶、龟板填补肾精，阴阳并调，适用于肾阴阳两虚，骨蒸潮热、手足冰凉、腰膝酸软者。

预防措施与调护

围绝经期妇女应建立良好的心态对待该病，掌握必要的围绝经期保健知识，保持心情舒畅，注意劳逸结合，调节阴阳气血。生活规律、睡眠充足，避免过度疲劳和紧张；应适当限制高脂、高糖类食物的摄入，注意补充新鲜水果蔬菜及钙钾等矿物质。定期进行体格检查、妇科检查、防癌检查、内分泌检查。对于40岁之前的妇女出现月经后期量少甚至闭经者，要警惕卵巢早衰，及早诊治。

小贴士

绝经期综合征患者用药后若出现阴道出血症状者应及时就诊。

进入围绝经期女性，应每年进行一次包括妇科检查在内的全面体检。

（张玉立　鲁周南）

子宫肌瘤

1. 王某，女，30岁，已婚。近半年来发现下腹部逐渐增大，未予重视。1个月前沐浴时自扪及下腹部包块，质硬。近两周来带下增多，色白、质稠、无异味，伴有腰膝酸软，尿频。妇科检查示：子宫不规则增大，质硬，活动度好，无压痛，双附件正常。查B超示：子宫肌壁间见一5.7cm×5.5cm×3.6cm大小的低回声团块，考虑子宫肌瘤。

2. 李某，女，28岁，已婚。近1年来无明显原因月经量明显增多，出血持续时间长，10余日方能干净。末次月经9月28日，12天尚未净，月经量多，色红，有紫色血块，日用5～7片夜用卫生巾，湿透。现自觉下腹坠痛腰酸，周身乏力。B超示：考虑黏膜下肌瘤。

子宫肌瘤中西医概述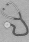

子宫肌瘤是女性生殖器最常见的良性肿瘤，多见于30～50岁的女性，以经量增多及经期延长、下腹包块、白带增多、压迫症状以及下腹坠胀、腰酸背痛、不孕、流产为常见临床表现。本病按肌瘤与子宫肌壁关系可分为肌壁间肌瘤、浆膜下肌瘤、黏膜下肌瘤以及多发性子宫肌瘤。子宫肌瘤的西医治疗须根据患者年龄、生育要求、症状、肌瘤位置及大小全面考虑：若肌瘤小而且无症状，通常不需要治疗，尤其是近绝经年龄患者，肌瘤可自然萎缩或消失，每3～6个月随访1次；若增大子宫似妊娠子宫2个月大小以内，症状不明显或较轻，近绝经年龄及身体情况不耐受手术者可予药物对症治疗；若子宫大于妊娠10周子宫或肌瘤存在恶变倾向、伴随压迫症状、月经过多继发贫血等时需手术治疗。

中医学现将本病归属于"癥瘕"、"石瘕"，因其症状不同，部分病例因出血较多或淋漓不净，又可归属于"崩漏"病中。本病主要由于机体正气不足，风寒湿热之邪内侵，或情志因素、房事所伤、饮食失宜，导致脏腑功能失常，气机阻滞，瘀血、痰饮、湿浊等有形之邪凝结不散，停聚下腹胞宫，日月相积，逐渐而成。由于病程日久，正气虚弱，气、血、痰、湿互相影响，故多互相兼夹而有所偏重。主要病因病机可归纳为气滞血瘀、寒湿凝滞、痰湿瘀阻、湿热夹瘀、阴虚血热等证。

1. 中医如何治疗子宫肌瘤？

本病应在辨病的基础上进行辨证，瘀血是本病的主要因素。故临床多表现为经量增多、有块、色紫，经期延长，下腹疼痛，部位不移，舌质紫黯或见瘀斑，舌下静脉增粗等。

中医药治疗癥瘕，在选择非手术治疗癥瘕的适应范围后，辨证论治。活血化瘀虽为本病的大法，但仍辨证与辨病相结合。临证新病多实，宜攻宜破；在月经中期、后期以益气活血化瘀、软坚散结为主，月经期视经、量、色、质，结合其症状辨证施治，多为益气止血、祛瘀止血、清热止血等法。若正气已复，肿块未除，复以攻破为主。但仍遵循"衰其大半而止"的原则。

2. 桂枝茯苓胶囊有什么成分？主要作用是什么？

主要成分：桂枝、茯苓、牡丹皮、桃仁、白芍。

性状：本品为硬胶囊，内容物为棕黄色至棕褐色的颗粒和粉末；气微香，味微苦。

功能主治：活血，化瘀，消癥。用于妇人瘀血阻络所致癥块、经闭、痛经、产后恶露不尽；子宫肌瘤，慢性盆腔炎包块，痛经，子宫内膜异位症，卵巢囊肿见上述证候者。

规格：每粒重 0.31g。

用法用量：口服。一次 3 粒，一日 3 次。饭后服。经期停服。疗程 3 个月，或遵医嘱。

注意事项：孕妇忌服；偶见药后胃脘不适，隐痛，停药后可自行消失。

其他剂型：桂枝茯苓丸：每丸重 6g。用法用量：口服。一次 1 丸，一日 1 ~ 2 次。

组方原理：方中桂枝为主药、温通经脉而行瘀导滞，辅以桃仁活血化瘀、丹皮散血行瘀、兼清瘀热，芍药养血和血，佐以茯苓消痰利水、渗湿健脾、以助消瘀之力。

诸药合用，共奏活血化瘀、缓消癥块之功效。

3. 止痛化癥胶囊有什么成分？主要作用是什么？

主要成分： 党参、炙黄芪、白术（炒）、丹参、当归、鸡血藤、三棱、莪术、芡实、山药、延胡索、川楝子、鱼腥草、北败酱、蜈蚣、全蝎、土鳖虫、炮姜、肉桂。

性状： 本品为硬胶囊，内容物为棕褐色或黑褐色颗粒；气微香，味苦、微咸。

功能主治： 益气活血，散结止痛。用于气虚血瘀所致的月经不调、痛经、癥瘕，症见行经后错、经量少、有血块、经行小腹疼痛、腹有癥块；慢性盆腔炎见上述证候者。

规格： 每粒装 0.3g。

用法用量： 口服。一次 4 ～ 6 粒，一日 2 ～ 3 次。

注意事项： 孕妇忌用。

组方原理： 方中当归补血活血，调经止痛；鸡血藤、蜈蚣、地鳖虫活血通络，破血祛瘀；丹参、败酱草、肉桂祛瘀解毒，散寒通经；延胡索、炮姜、全蝎温经止痛，解痉通络；同时加用山药、当归益气补中，固肾之功效。

4. 大黄䗪虫丸有什么成分？主要作用是什么？

主要成分： 熟大黄、土鳖虫（炒）、水蛭（制）、虻虫（去翅足，炒）、蛴螬（炒）、干漆（煅）、桃仁、苦杏仁（炒）、黄芩、地黄、白芍、甘草。

性状： 大蜜丸每丸重 3g。

功能主治： 活血破瘀，通经消癥。用于瘀血内停，腹部肿块，肌肤甲错，目眶黯黑，潮热羸瘦，经闭不行。

规格： 大蜜丸，每丸重 3g。

用法用量： 口服，水蜜丸一次 3g，小蜜丸一次 3 ～ 6 丸，大蜜丸一次 1 ～ 2 丸，一日 1 ～ 2 次。

注意事项： 孕妇禁用；皮肤过敏者停服。

其他剂型： 大黄䗪虫胶囊。

组方原理： 方中以大黄、桃仁为主药，破血下瘀，配以䗪虫，专以攻下血瘀为用。又加水蛭、虻虫及地黄、芍药、甘草等，破瘀之力增，并微有补益之功。

5. 以上几种药治疗子宫肌瘤病有什么区别？如何选用？

　　三种药物均以活血化瘀消癥为主。其中桂枝茯苓胶囊主要成分桂枝、茯苓、牡丹皮、白芍、桃仁，为活血化瘀、消癥止痛基本方。止痛化癥胶囊在活血化瘀基础上加鸡血藤、蜈蚣、地鳖虫，破血之力较强，肉桂祛瘀解毒、散寒通经，且加延胡索、炮姜、全蝎止痛之力佳，治疗子宫肌瘤以寒湿表现明显，痛经剧烈者。大黄䗪虫丸配有䗪虫、水蛭、虻虫专以攻下血瘀为用，且加地黄、芍药、甘草养血调血，瘀血去而新血生，治疗子宫肌瘤血瘀日久偏虚者。以三种药物为基础，再根据寒热虚实选其他中成药配合使用，效力更佳。

预防措施与调护

　　子宫肌瘤为妇科常见病，多发于中年妇女，因此30 ~ 50岁妇女应注意妇科普查，有肌瘤者应慎用性激素制剂。绝经后肌瘤继续增大者应注意发生恶变可能。坚持做好妇女卫生保健工作，定期开展以防癌为主的妇科病普查。40岁以上者，最好每年普查1次，以期早发现，早治疗。

小贴士

　　黏膜下肌瘤应以手术治疗为主。
　　绝经后妇女肌瘤增大者应及时就诊。

（张玉立　鲁周南）

卵巢肿瘤

案例叙述

1. 陈女士，63 岁。既往月经规律，无痛经，现已绝经 13 年。近半年觉下腹部坠胀不适，于医院行 B 超检查提示盆腔囊实性包块，约 6cm×6cm×5cm，合并腹水。

2. 张女士，26 岁，现婚后半年计划怀孕，孕前常规检查 B 超提示：左侧卵巢内混合性区，大小 2.4cm×2.4cm×2.1cm，右侧卵巢内混合性区，大小 6.8cm×5.8cm×6.0cm，边界欠清晰，怀疑畸胎瘤可能。

卵巢肿瘤中西医概述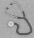

卵巢肿瘤是常见的妇科肿瘤，在各种年龄阶段均可发病，但肿瘤的组织学类型会有所不同。卵巢上皮性肿瘤好发于 50 ～ 60 岁的妇女，而卵巢生殖细胞肿瘤多见于 30 岁以下的年轻女性。卵巢恶性肿瘤是女性生殖器常见的三大恶性肿瘤之一。卵巢位于盆腔深部，早期病变不易发现，一旦出现症状多属晚期，应高度警惕。卵巢肿瘤分为良性、交界性及恶性。

卵巢组织成分复杂，组织学分类如下：① 上皮性肿瘤，占原发性卵巢肿瘤的 50% ～ 70%，其恶性类型占卵巢恶性肿瘤的 85% ～ 90%；② 生殖细胞肿瘤，占卵巢肿瘤的 20% ～ 40%；③ 性索间质肿瘤，约占卵巢肿瘤的 5%；④ 转移性肿瘤，占卵巢肿瘤的 5% ～ 10%，其原发部位多为胃肠道、乳腺及生殖器官。

卵巢肿瘤的临床表现有良恶性的区别。卵巢良性肿瘤，发展缓慢，早期肿瘤较小，多无症状，腹部扪不到包块，往往在妇科检查或者 B 超检查时偶然发现。肿瘤增至较大时，常感腹胀或腹部扪及肿块。妇科检查在子宫一侧或双侧触及球形肿块，多为囊性，表面光滑、活动与子宫无粘连。卵巢恶性肿瘤，早期常无症状，多在妇科检查时被发现。一旦出现症状常表现为腹胀、腹部肿块及腹水，症状的轻重取决于肿瘤的组织学类型、肿瘤的大小、位置、侵犯临近器官的程度以及有无并发症。晚期表现为消瘦、严重贫血等恶病质征象。

我国古代医籍很早就有关于肿瘤的认识，如《灵枢·水胀》说："寒气客于肠外，与卫气相搏，气不得营，因有所系，癖而内著，恶气乃起，息肉乃生。其始生也，大如鸡卵，稍以益大，至其成，如怀子之状，久者离岁，按之则坚，推之则移，月事以时下，此其候也。"指出肿物初期时如鸡蛋大，渐次长大，形似怀孕。经年之后，肿物按之硬，但推之能移动，月经按期来潮。中医将卵巢肿瘤归属于"癥瘕"的范畴。癥瘕是指下腹部胞中有结块。既包括女性生殖系统的良性肿瘤，又包括恶性肿瘤。逐渐增大，盘牢不移动者称"癥"，可推动者名"瘕"。隋《诸病源候论》指出："若积引日月，人皆柴瘦，腹转大，遂致死。"这和晚期卵巢癌患者的恶病质、腹水肿块及预后极其相似，所以卵巢肿瘤亦包括在"虚劳"的范畴之中。中医认为本病多因长期忧思郁怒、内伤七情、外感六淫、湿（热）毒内功，客于胞脉。正气虚衰，邪气稽留，日久气滞血结，或痰湿凝聚，或湿（热）壅滞，与血相搏，而致本病。

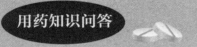

用药知识问答

1. 对于治疗卵巢良性肿瘤，中医药有什么看法？

中医药治疗卵巢良性肿瘤，大多有效。尤其是卵巢非赘生性囊肿、子宫内膜异位囊肿等一般都可通过中医药治疗而加速康复。如七情太过，或不及则能引起体内气血运行失常，脏腑功能失调，而致气滞血瘀，发生卵巢囊肿，可用疏肝理气活血化瘀等方法，对改善症状、缩小瘤体、调经助孕有确切疗效，无明显毒性作用。另外，卵巢囊肿要根据患者年龄、对生育的要求等区别对待。中医药着重整体调治，对素有癥瘕合并妊娠者，辨证为瘀阻胎元，中药安胎的同时适当配以活血理气的药物，可起到治病与安胎并举的作用，所谓"有故无殒，亦无殒也。"但须严格掌握剂量，"衰其大半而止"，往往可达事半功倍的效果。

2. 得生丸有什么成分？主要作用是什么？

主要成分：益母草、当归、白芍、柴胡、木香、川芎。

性状：黑棕色的大蜜丸；气微香，味苦。

功能主治：养血化瘀，疏肝调经，用于气滞血瘀所致的月经不调、痛经，症见月经量少有血块，经行后期或前后不定，经行小腹胀痛，或有癥瘕痞块。

规格：每丸重 9g。

用法用量：口服。一次 1 丸，一日 2 次。

注意事项：孕妇忌服。

组方原理：方中以益母草活血调经为君；当归、白芍养血活血为臣；佐以川芎活血，兼能行气；柴胡解肝郁；木香行气机。诸药相合，共奏活血行气，调经止痛之功。

3. 以上介绍的三种药物有何区别？如何选用呢？

桂枝茯苓胶囊具有活血化瘀、缓消癥块之功，适用于卵巢肿瘤属于瘀血留滞者，临床以少腹有癥块，血色紫黑晦暗，腹痛拒按为辨证要点。得生丸可养血化瘀，疏肝调经，用于气滞血瘀所致的癥瘕痞块。大黄䗪虫丸活血破瘀，痛经消癥，适用于癥瘕瘀血较重者。

预防措施与调护

➕ 调摄情志，保持心情舒畅。情志畅达，气血阴阳调和，有益于病情的缓解。

➕ 注意劳逸结合，以防脑力劳动太过。紧张的脑力劳动者应当适当进行休息、娱乐，经常散步或户外活动，缓解压力。

➕ 生活规律，饮食均衡健康，戒烟、戒酒，适当锻炼，保持良好的身体素质。

➕ 注意定期体检，尽早发现卵巢异常。

小贴士

卵巢肿瘤患者首选手术治疗，应用中药治疗期间应严密随访。

有卵巢癌家族史的卵巢肿瘤患者要谨慎使用中药。

（马秀丽 秦蕾）

子宫内膜异位症

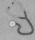
案例叙述
　　34岁的李女士下腹部坠胀、腰部酸痛、白带量多、月经周期失调、精神不振、周身乏力、疲乏、失眠，经期疼痛加剧，且疼痛向阴道、大腿内侧、肛门放散，与丈夫过性生活时，她每次都痛得从床上跳起来，丈夫很无奈，夫妻感情由此淡化。妇检时医生发觉，李女士子宫增大，在子宫直肠窝、宫颈后壁可触及多个硬性小结节，如绿豆大小，有明显触痛，诊断为子宫内膜异位症。

子宫内膜异位症中西医概述

　　具有活性的子宫内膜组织（腺体和间质）出现在子宫内膜以外部位时称为子宫内膜异位症（endometriosis，EMT），简称内异症。异位内膜可侵犯全身任何部位，但绝大多数位于盆腔内，以卵巢和子宫骶韧带最常见，其次为子宫浆膜层、子宫直肠陷凹、腹膜脏层、阴道直肠隔等部位，故又称盆腔子宫内膜异位症。是引起盆腔疼痛和不孕症的主要原因之一。常见临床表现有痛经、月经异常、不孕、性交痛等。这种异位的内膜在组织学上不但有内膜的腺体，且有内膜间质围绕；在功能上随雌激素水平而有明显变化，即随月经周期而变化，但仅有部分受孕激素影响，能产生少量"月经"而引起种种临床现象。

　　子宫内膜异位症属中医的血瘀证。根据本病的临床表现，可归属于中医"痛经"、"癥瘕"、"月经不调"、"不孕症"等范畴。常采用活血化瘀为主，化痰散结，兼顾益气、养血、补肾以补其增损。本病发生多由外邪入侵、情志内伤、素体因素或手术损伤等原因，导致机体脏腑功能失调，冲任损伤，气血失和，血液离经，瘀血形成，留结于下腹而发病。瘀血阻滞，脉络不通，则见痛经；瘀积日久，形成癥瘕；瘀血阻滞胞脉，两精不能结合，以致不孕；瘀血不去，新血不能归经，因而月经量多或经期延长。总之，本病的关键在于瘀，而导致瘀血形成的原因，又有虚实寒热的不同。

用药知识问答

1. 中医如何治疗子宫内膜异位症的病因病机及辨证分型治疗？

子宫内膜异位症属中医的血瘀证，临床有以下几种分型。

⊕ 气滞血瘀： 多因平素抑郁或忿怒伤肝，使肝郁气滞，气机不畅，冲任失和，以致经脉瘀阻，方用膈下逐瘀汤。

⊕ 寒凝血瘀： 多于经期产后，血室正开，余血未净，摄生不慎，感受寒邪，血遇寒则凝，导致寒凝血瘀，方用少腹逐瘀汤。

⊕ 瘀热互结： 素体脾虚，素体阳盛，或肝郁化热，或外感热邪，或过食辛辣，致邪热内盛，稽留于冲任，蕴结于胞宫胞脉，阻滞气血运行，导致血瘀，方用清热调血汤。

⊕ 痰瘀互结： 素体脾虚痰盛，或饮食不节，劳倦过度，思虑过极，损伤脾气，脾虚生湿，湿聚成痰，痰湿下注冲任胞脉，阻碍血行，导致痰瘀互结，方用苍附导痰汤合桃红四物汤。

⊕ 气虚血瘀： 饮食不节，思虑过极，劳倦过度，或大病久病，损伤脾气，气虚运血无力，血行迟滞，冲任瘀阻，方用理冲汤。

⊕ 肾虚血瘀： 先天不足，或后天损伤，大病久病，房劳多产，损伤肾气。肾阳不足则阴寒内盛，冲任虚寒，血失温煦推动而致血瘀；肾阴不足，虚火内生，内热灼血亦可致瘀；而肾水不足，不能涵木，则肝失调达，疏泄失常，气血不和而致冲任瘀阻，方用归肾丸合桃红四物汤。

2. 丹莪妇康煎膏有什么主要成分，主要作用是什么？

主要成分： 紫丹参、莪术、竹叶柴胡、三七、赤芍、当归、三棱、香附、延胡索、甘草。辅料为蜂蜜（炼）、炼糖、山梨酸钾。

性状： 本品为黑褐色稠厚的半流体；味甜、苦。

功能主治： 活血化瘀，疏肝理气，调经止痛，软坚化积。用于妇女瘀血阻滞所致月经不调，痛经，经期不适、癥瘕积聚，以及盆腔子宫内膜异位症见上述症状者。

规格： 每瓶装 150g。

用法用量： 口服。一次 10 ~ 15g（2 ~ 3 勺），一日 2 次；自月经前第 10 ~ 15 天开始，连服 10 ~ 15 天为一疗程，经期可不停药。单纯痛经、月经不调者，用量和服药时间可酌减；或遵医嘱。

注意事项： 孕妇禁用；合并胃炎者，宜饭后服用；加适量蜂蜜调服可改善口感。

组方原理： 本方丹参为君药，活血通经、祛瘀止痛；莪术、当归共为臣药，行气破血、补血活血、调经止痛；三棱、香附、延胡索、淡竹叶、柴胡、三七为佐药，主要发挥佐助作用，使症状缓解更加明显；甘草为使药，调和诸药。

3. 少腹逐瘀颗粒有什么主要成分，主要作用是什么？

主要成分： 当归、蒲黄、五灵脂（醋制）、赤芍、小茴香（盐制）、延胡索（醋制）、没药（炒）、川芎、肉桂、炮姜。

性状： 本品为黄棕色至棕褐色的颗粒；气香，味甜，微苦。

功能主治： 活血逐瘀，祛寒止痛。用于血瘀有寒引起的月经不调，小腹胀痛，腰痛，白带异常。

规格： 每袋装 1.6g。

用法用量： 开水冲服。一次 1.6g，一日 2 ~ 3 次，或遵医嘱。

不良反应： 尚不明确。

注意事项： 月经过多慎服，孕妇忌服。

组方原理： 本方所治证属小腹寒滞瘀积，或妇女冲任虚寒，瘀凝内阻，血不归经所致。方中当归、川芎，赤芍活血散瘀，养血调经；小茴、干姜、官桂散寒通阳，温暖冲任；蒲黄、五灵脂、延胡索、没药活血祛瘀，散结定痛。诸药相配，共成化瘀散结、温阳散寒、调经止痛之功。

4. 以上介绍的两种药物有什么区别？如何选用呢？

子宫内膜异位症属中医的血瘀证，以上两种药物皆能活血化瘀，不同的是丹莪妇康煎膏主要用于气滞血瘀证，症见经前、经行小腹胀痛、拒按，甚或前后阴坠胀欲便，腹中积块固定不移，胸闷乳胀等症。少腹逐瘀颗粒主要用于寒凝血瘀证，症见经前经后小腹冷痛，绞痛拒按，得热痛减，下腹结块固定不移，形寒肢冷，面色青白等。

预防措施与调护

🔹 **预防经血回流**：经期一般不做盆腔检查，如有必要操作应轻柔避免挤压子宫。经期禁止一切激烈体育运动及体力劳动。如有生殖道畸形所致经血外流受阻均应及时手术治疗。尽量少做人工流产和刮宫，人工流产吸宫时，宫腔内负压不宜过高而后突然将吸管拔出使内膜碎片随宫腔血流入腹腔。

🔹 **避免手术操作所引起的子宫内膜种植**：避免在中孕期间做剖宫取胎术，如确有必要手术，要注意防止宫腔内容物溢入腹腔或腹壁切口。月经前做各种输卵管通畅实验，以免内膜碎化。宫颈病变治疗时，输卵管通水、通气检查及后宫操作时，应在月经后 3 ～ 7 天进行，压力不要太大。

小贴士

口服避孕药可用于无生育要求的子宫内膜异位患者。
有生育要求的患者及早妊娠是治疗该病不错的治疗方法。

（谢伟 唐瑶）

盆腔瘀血综合征

案例叙述

1. 李女士，40岁，教师。近10年逐渐出现下腹坠痛，性交时加重，伴腰骶部疼痛及月经量多。物理治疗后有所缓解，但症状持续存在。妇科检查提示双附件区压痛，未触及条索状物及包块，阔韧带处可触及一团柔软如丝绸感的肿物，随体位变化。盆腔静脉造影可见子宫静脉充血扩张、卵巢静脉丛中度或重度充血。诊断为：盆腔瘀血综合征。

2. 谢女士，45岁，农民。孕4产3。近5年出现双侧下腹疼痛，并伴有小腹坠胀感，以右侧较重，疼痛剧烈时可向大腿根部放射，长时间站立后症状加重，平卧后缓解。平素易乏力，伴腰痛，白带量多。妇科检查见宫颈中度糜烂样改变，肥大，呈紫蓝色，宫颈后唇可见充盈曲张的小静脉，附件区增厚，压痛明显，但未触及炎性包块。盆腔静脉造影可见卵巢静脉最宽处直径大于10mm。被诊断为：盆腔瘀血综合征。

盆腔瘀血综合征中西医概述

盆腔瘀血综合征，又称盆腔静脉瘀血综合征或卵巢静脉综合征，该病是引起妇科盆腔疼痛的重要原因之一。该病是由于慢性盆腔静脉血液流出不畅、盆腔静脉充盈、淤血所引起的一种独特疾病，多见于30～50岁的女性，以慢性下腹部疼痛、腰骶疼痛、极度疲乏为主症，属于常见疑难疾病。本病患者因自觉症状与客观检查常不相符，在体征上常与盆腔炎性疾病后遗症相混淆，容易被误诊。盆腔静脉造影可见盆腔静脉充盈、扩张或血流明显降低。西医对于本病治疗：轻者可不予药物治疗，嘱侧卧位休息，纠正便秘，适当体育锻炼；重者除嘱患者胸膝卧位，可以心理疏导、调整自主神经功能、理疗，必要时手术治疗。

中医学暂无此病名，但根据本病临床特点，可归属于"腹痛"、"痛经"、"带下病"等病证中。中医学认为本病的发生多因情志所伤，起居不慎、房劳多产或六淫致病。临床上常见有气滞血瘀、寒湿凝滞、气虚血瘀、肝肾亏损等原因，致使冲任瘀阻，盆腔气血运行不畅，脉络不通而为病。本病一般多虚实夹杂、本虚标实。

用药知识问答

1. 中医如何治疗盆腔瘀血综合征?

小腹胀痛、拒按,或得热痛减,经前加剧,性交疼痛,月经量少紫黯,腰骶胀痛,心烦易怒,胸闷乳胀,舌黯有瘀斑,苔薄白,脉弦涩者多为气滞血瘀证;若小腹冷痛,得热则减,按之痛甚,经行加剧,经期延后,量少,色暗有血块,白带量多清稀,性交不快,畏寒肢冷,脉沉紧者多为寒湿凝滞证;若少腹隐痛,肛门坠痛,性交或行经前加剧,带下清稀,头晕乏力,面色萎黄,舌边有齿印瘀点,脉细涩者多为气虚血瘀证;若小腹绵绵作痛,空坠不温,性欲减退,月经量多少不定,腰骶疼痛,五心烦热,头晕耳鸣,舌红,苔薄少,脉细弱者为肝肾亏损证。

中医治疗该病根据疾病虚实辨证施治,实者或理气活血、化瘀止痛,或散寒除湿、理气止痛;虚者或益气养血、活血化瘀,或补益肝肾、调经止痛;虚实夹杂者分辨虚实,攻补兼施。

2. 艾附暖宫丸有什么成分? 主要作用是什么?

本药的主要成分及功能主治详见痛经病。

3. 以上几种药治疗盆腔瘀血综合征有什么区别? 如何选用?

以上三种药物盆腔瘀血综合征。桂枝茯苓胶囊活血、化瘀、消癥作用较强,适用于本病血瘀证者;妇科千金片具有清热除湿,益气化瘀之力,且气血同治,清补结合,适用于本病湿热瘀阻证者;艾附暖宫丸功效为理气养血,暖宫调经。具有温养活血之力,尤其适用于本病属于寒湿凝滞证者。

预防措施与调护

做好预防是减少本病发生的重要措施。故应积极宣传本病妇女五期保健,避免早婚、早育、性交过频及生育较密。并加强体育锻炼，注意劳逸结合，及时治疗生殖器官炎性病变，避免产伤。

小贴士

工作需要长期站立或久坐的女性可以每隔 1 ～ 2 小时做一次广播体操或快走。

该病患者属轻者应改变睡眠姿势，以侧卧位为宜，以改善盆腔血液循环。

（张玉立　李柳叶）

不孕症

案例叙述

1. 刘女士，女，30 岁，已婚，未避孕未孕近 2 年。结婚 4 年间，曾有一次妊娠，于 2011 年 6 月行人工流产术，手术顺利，术后无腹痛及阴道不规则出血，月经量渐少，平素时常下腹隐痛，未在意。近 2 年想要孩子却一直不怀孕，急坏了一家人。

2. 孙女士，女，36 岁。婚后同居 5 年余，未有子嗣。丈夫检查正常。孙女士，经全面检查亦大致正常，四处求医，未见疗效。公婆因为她一直不怀孕对她很不满，她非常苦恼。

案例 1 属于继发性不孕症，案例 2 属于原发性不孕症。

不孕症中西医概述

凡生育年龄的妇女，配偶生殖功能正常，婚后同居一年以上，未采取避孕措施而未能受孕者；或曾经受孕而一年又不再受孕者，称为不孕症。前者称为原发性不孕；后者称为继发性不孕。

1. 女性因素

排卵功能障碍：排卵功能障碍导致无排卵。

输卵管因素：输卵管阻塞和通而不畅是主要原因，盆腔炎性疾病后遗症、子宫内膜异位症、各种输卵管手术等也可导致输卵管阻塞。

子宫因素：子宫畸形、子宫黏膜下肌瘤、子宫内膜炎、内膜结核、内膜息肉、宫腔粘连或子宫内膜分泌反应不良等影响受精卵着床。

宫颈因素：黏液量和形状与精子能否进入宫腔关系密切，雌激素不足或宫颈管感染、宫颈息肉、宫颈口均过小均可影响精子通过而致不孕。

外阴及阴道因素：外阴阴道发育异常、外阴阴道炎症以及外阴阴道瘢痕等。

2. 男性因素：主要是生精障碍和输精障碍。

⊕ 精液异常。

⊕ 性功能异常：外生殖器发育不良或阳痿早泄、不射精、逆行射精使精子不能正常进入阴道内。

⊕ 免疫因素。

3. 男女双方因素。

⊕ 性生活不能或不正常。

⊕ 免疫因素：女方体内产生对抗男方精液成分的抗体，是受精卵不能成功着床。

⊕ 不明原因：经临床系统检查仍不能确认不孕原因。

导致不孕症的原因较多且复杂。临床诊断上需有层次的一次进行检查以寻找病因。

"不孕"一词早在两千多年前的中医经典著作《内经》中已有论述，《素问·骨空论》曰："督脉者……此生病……其女子不孕。"《山海经》中称为"无子"，《备急千金要方》中称"全无子"，又称"断绪"。生殖的根本是以肾气、天癸、男精女血作为物质基础的。肾虚是不孕症的重要原因。由于脏腑经络之间的生克制化，寒、湿、痰、热、瘀之间的相互影响及其转化，临床上有多种病因，产生不同的证候，这些原因导致肾和冲任的病变，不能摄精受孕而致病。结合前人的认识和临床实际，导致不孕症的常见证候有：肾虚、血虚、肝郁、痰湿、湿热、血瘀等。

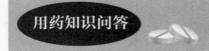

用药知识问答

1. 治疗不孕症，中医有什么看法？

中医对于不同原因导致的不孕有不同的治疗方法，对于排卵障碍性不孕，中医认为"肾为先天之本"，"肾主生殖"，女性一生的生殖活动都在肾的主宰之下。依据现代医学的下丘脑 - 垂体 - 卵巢轴的理论，中医学提出了肾—天癸—冲任—胞宫轴的理论，控制和调节着女性的生殖活动，故多从肾论治。

中医对免疫性不孕的证治尚处于探索阶段，多数医家认为肾虚为本，湿热、瘀血为标，治疗多以滋肾清热为主。有医家认为免疫性不孕与阴阳消长的月节律有关，因而主张依据月经周期中阴生阳长及其转化的特定时期，在辨证论治的基础上，提高阴阳消长的水平，从而增强机体免疫功能的调节能力。

2. 艾附暖宫丸什么成分？ 主要作用是什么？

主要成分：艾叶、香附、吴茱萸、肉桂、当归、川芎、白芍、地黄、黄芪、续断。

性状：深褐色至黑色的小蜜丸或大蜜丸。

功能主治：理气养血，暖宫调经。不孕症下焦虚寒见上述症状者可以选用。

规格：大蜜丸，每丸重9g。

用法用量：口服。小蜜丸一次9g，大蜜丸一次1丸，一日2～3次。

组方原理：方中艾叶、香附暖宫温经散寒为主药；吴茱萸、肉桂温经散寒通脉为臣药；当归、川芎、白芍皆入肝经，能活血祛瘀、养血调经，黄芪、地黄益气滋阴养血，续断活血痛经共为佐药，全方合用，共奏理气补血，暖宫调经之功。

3. 逍遥丸有什么成分？ 主要作用是什么？

主要成分：柴胡、当归、白芍、炒白术、茯苓、炙甘草、生姜、薄荷。

性状：黄棕色至棕色的水丸，或为黑棕色的水丸；味甜。

功能主治：疏肝健脾，养血调经。用于肝郁脾虚所致的郁闷不舒、胸胁胀痛、头晕目眩、食欲减退、月经不调。不孕症肝郁证见上述症状者可以选用。

用法用量：口服。一次6～9g，一日1～2次。

组方原理：方中柴胡苦平，疏肝解郁，为君药。白芍酸苦微寒，养血敛阴，柔肝缓急；当归甘辛苦温，养血和血，且其味辛散，乃血中气药。当归、白芍与柴胡通用，补肝体而调肝用，使血和则肝和，血充则肝柔，共为臣药。木郁则土衰，肝病易传脾，故以白术、茯苓、甘草健脾益气，非但实土以御木乘，且使营血生化，共为佐药。用法中加薄荷少许，疏散郁遏之气，透达肝经郁热；生姜降逆和中，且能辛散达郁，亦为佐药。甘草尚能调和诸药，兼为使药。

4. 少腹逐瘀丸有什么成分？主要作用是什么？

主要成分：当归、蒲黄、五灵脂、赤芍、小茴香、延胡索、没药、川芎、肉桂、炮姜。

性状：棕黑色的大蜜丸；气芳香，味辛、苦。

功能主治：温经活血，散寒止痛。用于寒凝血瘀所致的月经后期、痛经、产后腹痛，症见行经后错、行经小腹冷痛、经血紫暗、有血块、产后小腹疼痛喜热，拒按。

规格：每丸重 9g。

用法用量：温黄酒或温开水送服。一次 1 丸，一日 2 ~ 3 次。

注意事项：孕妇忌服。

组方原理：方中当归、川芎，赤芍活血散瘀，养血调经；小茴、干姜、官桂散寒通阳，温暖冲任；蒲黄、五灵脂、延胡索、没药活血祛瘀，散结定痛。诸药相配，共成化瘀散结、温阳散寒、调经止痛之功。

 5. 以上三种药物有什么区别？如何选用呢？

艾附暖宫丸适用于血虚气滞、下焦虚寒所致的不孕；逍遥丸可疏肝健脾，养血调经，用于肝郁脾虚所致的月经不调甚至不孕。少腹逐瘀丸成分用于寒凝血瘀所致的月经不调甚至不孕。

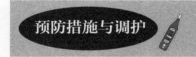

 1. 生活调护。

✚ **起居有常：**不过度劳逸，性生活要适度，一般每三五天一次为宜，避免伤精耗阴。

✚ **注意经期卫生：**经期血室正开，邪气易乘虚而入，客于胞宫胞脉，应保持经期用品及外阴的清洁。同时禁房事，避免游泳、盆浴及坐药，以防生殖道炎症的发生，影响妊娠。

✚ **学会测基础体温**：掌握排卵规律，有利于受孕。

✚ **戒烟，不酗酒**：有文献报道吸烟妇女的不孕率为 21%，不吸烟者为 14%。因为吸烟可以干扰或破坏卵巢的正常功能而使受孕机会明显减少。吸烟可使男性的精子异常比例升高，从而使男性生育能力降低。适当地喝酒，尤其是糯米酿造的酒，对身体有一定的补益作用，但不能酗酒，因为乙醇对精子的活动能力、形态均有明显抑制作用。

✚ **实行计划生育提倡婚前检查**：以便预先发现生殖系统的先天性畸形或生理上的缺陷，防止婚后不孕及不良后果的发生。对生育力正常的妇女，婚后短时间内不欲生育者，应采取有效避孕措施，不主张人工流产。

2. 饮食调养。

✚ **忌恣食生冷**：恣食生冷，寒邪内客，血遇寒则凝滞，常可导致月经不调而影响受孕。经期胞宫胞脉空虚，贪食生冷，还可损伤阳气，久而形成胞宫虚寒之候，造成宫寒不孕。

✚ **药膳疗法**：借用药膳调理助孕。

3. 精神调理。

情志调和，气血流畅，冲任盈溢有度，胎孕易成。若情志不遂，或恚怒伤肝，肝郁气滞，疏泄失常，往往可伤及冲任而影响受孕，尤其求子心切之人，常易气机不畅，造成不孕，而不孕又使其焦急不宁，形成恶性循环。因此，调情志是治疗不孕症之首务。

小贴士

往往不建议已婚妇女怀孕第一胎时行人工流产，反复人工流产会增加不孕的概率。

（马秀丽　秦蕾）

中成药药名索引